rororo sport

Herausgegeben von Bernd Gottwald

HANS-DIETER KEMPF (HG.)

UNTER MITARBEIT VON DR. FRANK HÄNSEL,
PROF. DR. EBERHARD VON HODENBERG
UND DR. PETER REUß

Die Herzschule

Das Bewegungsprogramm
für Rehabilitation
und ein langes Leben

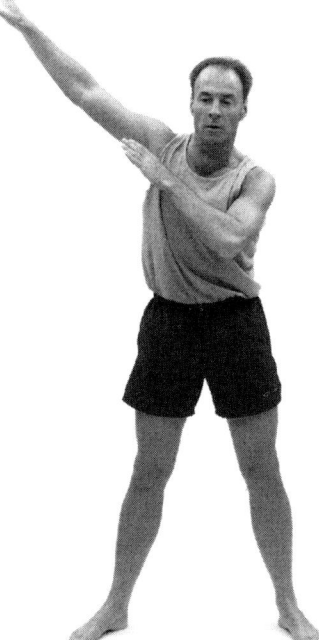

Mit Fotos
von Horst Lichte

ROWOHLT TASCHENBUCH VERLAG

Wichtiger Hinweis Die Ratschläge in diesem Buch sind nach bestem Wissen und Gewissen sorgfältig erwogen und geprüft worden. Die Informationen und Ratschläge stellen jedoch keinen Ersatz für medizinische Betreuung dar. Eine Haftung für den Eintritt des Erfolges oder eine Haftung für Personen-, Sach- oder Vermögensschäden, die sich aus dem Gebrauch oder Missbrauch der in diesem Buch dargestellten Methoden oder sonstigen Hinweise ergeben, ist für Verlag, Autoren und/oder deren Beauftragte ausgeschlossen.

Danksagung Danken möchte ich allen, die zum Entstehen dieses Buches beigetragen haben: Dr. Frank Hänsel, Prof. Dr. Eberhard von Hodenberg, Dr. Peter Reuß für ihre Beiträge, Klaus Becker für gute Arbeit als Fotomodell, Horst Lichte, der in bewährter Manier die Übungen fotografisch umgesetzt hat, und nicht zuletzt Thorsten Krause und Bernd «Scotty» Gottwald vom Rowohlt Verlag.   *Hans-Dieter Kempf*

Originalausgabe
Veröffentlicht im Rowohlt Taschenbuch Verlag GmbH,
Reinbek bei Hamburg, November 2000
Copyright © 2000 by Rowohlt Taschenbuch Verlag GmbH,
Reinbek bei Hamburg
Redaktion Thorsten Krause
Umschlaggestaltung Büro Hamburg, Susanne Reizlein
(Foto: Horst Lichte/jump, Martina Sandkühler)
Satz Apollo PostScript, QuarkXPress 4.04
Gesamtherstellung Clausen & Bosse, Leck
Printed in Germany
ISBN 3 499 61009 4

Inhalt

Vorwort

Das vorliegende Buch stellt in verständlicher Sprache und klarer Gliederung die Vorteile für eine «Schulung des Herzens» durch Bewegung und Ausdauertraining dar. Sowohl diejenigen Menschen, die vorsorglich etwas für ihr Herz tun möchten, als auch die diejenigen, die bereits eine Herzerkrankung haben oder bei denen sie vermutet wird, finden damit einen kompetenten Wegweiser zu allen wichtigen Fragen. Auch für Übungsleiter von ambulanten Herzgruppen, von Gefäßsportgruppen sowie für all diejenigen, die sich in der Seniorenarbeit mit Sport und körperlicher Aktivität engagieren, ist das Buch eine Fundgrube. Der umfangreiche Praxisteil ist eine willkommene Ergänzung zur vorliegenden Literatur zur Herzgruppenbetreuung und wird sicherlich viele Leser «in Bewegung bringen».

Körperliche Aktivität und Bewegung sind nach heutiger Erkenntnis essentielle Anteile im Konzept der Gesunderhaltung sowie wichtige Therapiebausteine im ganzheitlichen Ansatz zur Behandlung von Herzerkrankungen. Neben diesen Komponenten stehen – ebenso wichtig – eine gesunde Ernährung, ein gezieltes Stressmanagement und Tabakabstinenz.

Sehr wichtig ist eine «psycho-sozio-emotionale Bewusstheit», d. h. das Bewusstsein, auf Zuneigung und Verständnis angewiesen zu sein, die Fähigkeit, die eigenen Gefühle mitzuteilen, und der Wille, die Gefühle anderer zu empfangen und anzunehmen. Es umfasst das Wissen um die innere Isolation heutiger Menschen, um die Notwendigkeit, sich aus dieser zu lösen, und letztlich auch das Erkennen, Behandeln und Vermeiden depressiven Verhaltens sowie das Training positiven Denkens und die Pflege des Optimismus. Sport und Bewegung, insbesondere in der Gruppe, tragen zu diesen Zielen bei. Sie erleichtern die Kommunikation und fördern zwischenmenschliche Beziehungen.

In diesem Sinne wünsche ich der Herzschule, dass sie von vielen Menschen gelesen und in die Tat umgesetzt wird, um die Gesundheit zu erhalten oder wiederzugewinnen!

Dr. med. Otto A. Brusis
1. Vorsitzender im Landesverband für Prävention
und Rehabilitation von Herz-Kreislauferkrankung
Baden-Württemberg e.V.

Einführung

HANS-DIETER KEMPF

- Sie wollen Bewegung und sportliche Aktivität als sinnvolle Rehabilitationsmaßnahme nutzen?
- Sie wollen Ihr Bewegungsprogramm vielseitig und ausgewogen gestalten?
- Sie wollen Ihre wöchentliche Herzgruppenstunde durch weitere sportliche Aktivität ergänzen?

Bei diesen Zielen hilft Ihnen dieses Buch. Es enthält medizinische, psychologische und sportwissenschaftliche Hintergrundinformationen und zeigt Ihnen an vielen praktischen Beispielen, wie Sie die Absicht zur Bewegung in die Tat umsetzen können. Regelmäßige Bewegung kann sich für Sie lohnen! Das zeigen die Erfahrungen vieler Herzpatienten, die seit etwa einem Jahr einmal wöchentlich an einer Herzgruppe teilnehmen. Der bekannte Sportmediziner Prof. Wildor Hollmann bringt es folgendermaßen auf den Punkt: «Es gibt kein Medikament und keine Maßnahme, die einen vergleichbaren Effekt hat wie körperliches Training. Gäbe es ein Medikament mit solch herausragenden Wirkungen und quasi ohne Nebenwirkungen, wäre jeder Arzt gehalten, es zu verschreiben.»

Die Herzschule – Für ein langes Leben

Laut Weltverband der Kardiologen sterben weltweit jährlich mehr als 15 Millionen Menschen an koronaren Herzerkrankungen. In Deutschland erleiden jedes Jahr rund 280 000 Menschen einen Herzinfarkt, 180 000 Menschen sterben an den Folgen – die Tendenz ist steigend. Die Experten warnen: Ohne eine internationale Präventionsstrategie könnten Herz- und Kreislaufleiden zu einer «globalen Epidemie» werden.

Der Präventionsansatz reicht von der so genannten Primärprävention mit dem Ziel einer Vorbeugung von Krankheiten über die Sekundärprävention, in der ein Fortschreiten von bzw. Rückschläge nach Krankheiten verhindert werden sollen, bis zur Tertiärprävention oder Rehabilitation, die eine Wiedereingliederung und weitgehend normale Lebensführung nach einer Herzkrankheit ermöglichen soll.

«Ich bekam eine direkte Rückmeldung auf das Empfinden des eigenen Körpers (positiv wie negativ). Ich konnte die eigenen Grenzen erfahren und die Angst nach dem Herzinfarkt überwinden. Während der Aktivität gaben mir die Anwesenheit des Arztes sowie die Erfahrungen in der Gruppe sehr viel Sicherheit. Ich konnte die eigene Fitness verbessern und spüre nun eine deutliche Steigerung der physischen und psychischen Leistungsfähigkeit. Die aktive Tätigkeit hilft auch, dem Stress entgegenzuwirken und meine Rheumaschmerzen zu lindern. Zudem habe ich sehr viel Spaß!»

(Herr H., 51 Jahre, Herzinfarkt)

«Ich bringe durch die Bewegung meinen Kreislauf in Schwung und kräftige durch die Übungen meine Muskulatur. Ich lerne Entspannungstechniken, die mir helfen, den täglichen Stress abzubauen. Sie bringen mir Entspannung.»

(Frau D., 48 Jahre, Herzinfarkt)

«Nach dem Sport fühle ich mich aktiver. Ich kann besser atmen, meine Muskulatur ist entspannter, und der Zuckerspiegel sinkt (ich bin Diabetiker). Ich würde es begrüßen, wenn die Sportgruppe zweimal in der Woche stattfinden würde.»

(Herr S., 58 Jahre, Herzinfarkt)

«Kreislauf- und Herzbeschwerden sind weniger geworden. Meine Belastbarkeit hat sich erhöht, und auch die schubweise auftretenden rheumatischen Schmerzen haben sich gebessert. Ich finde das Programm sehr hilfreich und es macht mir riesigen Spaß.»

(Herr E., 68 Jahre, Herzinfarkt)

«Meine körperliche Belastbarkeit ist stark verändert. Ich erlebe mich jugendlicher und fröhlicher. Es kommt mir vor, als wäre auch mein Geist wendiger. Da ich mit zunehmendem Alter immer weniger Lust verspüre, Anstrengungen freiwillig zu bringen, ist die wöchentliche Stunde sehr gut für mich und meinen Körper. Manchmal möchte ich viel mehr leisten, als gefordert wird, doch wenn ich dann zu Hause bin, reicht es mir auch. Ich bin froh, dass ich teilnehme, und hoffe noch auf viele Jahre.»

(Herr L., 61 Jahre, Risikofaktorenpatient)

Primär- oder Erstprävention	Sekundär- oder Zweitprävention	Tertiärprävention oder Rehabilitation
Ziel: Vorbeugung von Krankheiten Verhütung von Risikofaktoren Aufbau von Schutzfaktoren	*Ziel:* Verhinderung eines Fortschreitens chronischer Krankheiten und akuter Rückschläge	*Ziel:* Wiedereingliederung in die Gesellschaft und mit einer chronischen Krankheit leben lernen

Eingebunden in dieses Konzept ist auch das Modell der Therapiestraße, das von der Akutklinik über die stationäre Rehabilitationsklinik bis zu den ambulanten Herzgruppen führt und in dem verschiedene Berufsgruppen (Ärzte, Psychologen, Bewegungs- und Ernährungsfachleute) interdisziplinär zusammenarbeiten.

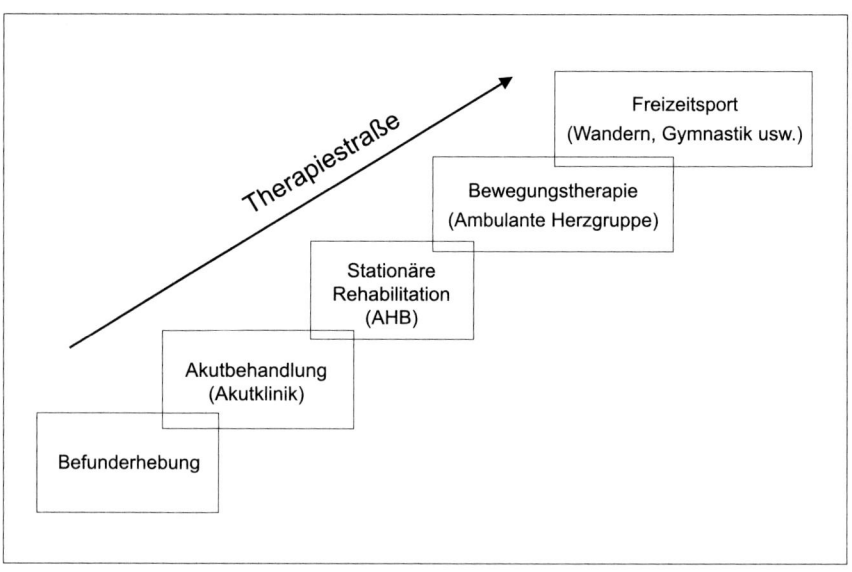

Therapiestraße für Herz- und Kreislaufleiden

Der amerikanische Kardiologe Robert S. Elliot, selbst Herzinfarktpatient, formuliert für die Rehabilitation fünf Ziele, die ein Herzpatient nacheinander erreichen sollte:[8, 24]*

1. *Annahme der Krankheit*, die Krankheit als Gegebenheit akzeptieren.
2. *Wissen über die Krankheit*, um jetzt und zukünftig gute Entscheidungen zu treffen.
3. *Seelische Unterstützung* durch Mitmenschen, Integration in die Gemeinschaft.
4. *Dauerhafte Verhaltensdisziplin und Therapietreue*.
5. *Bestmögliche Leistungsfähigkeit* in allen Lebensbereichen.

Für Sie als Herzpatienten geht es also vor allem darum, den richtigen Umgang mit der Erkrankung zu lernen und so allmählich zu einem neuen Lebensstil zu finden, der Ihnen dabei hilft,

- Schutzfaktoren aufzubauen und Risikofaktoren zu vermeiden,
- bestmögliche Belastbarkeit und Genussfähigkeit zu erreichen sowie
- jetzt und zukünftig ein erfülltes Leben zu führen.

Dabei unterstützt Sie die «Herzschule». Sie will Sie zu einem eigenverantwortlichen, gesundheitsbewussten Handeln führen. Hierzu gehören alle Handlungen (und auch die Unterlassung von Handlungen, z. B. des Risikoverhaltens Rauchen!), die dazu beitragen, Ihr individuelles Gesundheitspotenzial, Ihre Ressourcen und damit auch Ihre Selbstheilungskräfte zu fördern, z. B. durch

- ausreichende körperliche Bewegung,
- ausgewogene fettarme Ernährung,
- Entspannung, Stressmanagement und ausreichend Schlaf,
- Kontaktpflege, Kommunikation und ein befriedigendes soziales Umfeld.

Wir beschäftigen uns in diesem Buch überwiegend mit dem Baustein Bewegung und präsentieren Ihnen dazu viele Übungsbeispiele und methodische Hilfsmittel. Sie geben Ihnen die Möglichkeit, sich in Absprache mit Ihrem Arzt selbst aktiv mit Ihrer Erkrankung auseinander zu setzen.

Bewegung ist ein sehr wichtiger Baustein in der Prävention und Rehabilitation von Herz-Kreislauf-Erkrankungen. Körperliche Aktivität ist ge-

---

* Die hochgestellten Ziffern verweisen auf Literaturangaben, die über das Literaturverzeichnis im Anhang (s. S. 213 ff.) aufzulösen sind.

wissermaßen ein Schutzfaktor, der Ihnen hilft, sich trotz einer Erkrankung, Vorschädigung oder Behinderung wohl zu fühlen. Gemäß dem Ganzheitsprinzip gibt es weitere Elemente einer gesunden Lebensführung, wie z. B. Entspannung (Stressmanagement), eine ausgewogene, fettreduzierte Ernährung sowie die Kontaktpflege und soziale Integration. Auch diese Elemente werden wir Ihnen zusammengefasst darstellen.

Eine Krankheit, wie z. B. der Herzinfarkt, ist ein deutliches Zeichen dafür, im eigenen Leben etwas zu verändern – auch wenn es anfangs unbequem sein mag. Jetzt haben Sie die Chance, Ihr Leben bewusster zu gestalten und mit mehr Lebensfreude zu genießen:

Das Leben ist Veränderung,

Veränderung ist Entwicklung,

Entwicklung heißt Loslassen.

Bewegung und Sport für Herzpatienten – ein bewährtes Konzept

Eine lebenslange körperliche Betätigung gehört, sofern keine Gegenanzeigen (Kontraindikationen) vorliegen, zu den Therapieempfehlungen für jeden Herzpatienten. Hier gab es in den letzten 30 Jahren, bedingt durch den kardiologischen Fortschritt und die wachsende Erfahrung im bewegungstherapeutischen Bereich, einige Veränderungen. Immer weniger Herzpatienten werden von kontrollierten Bewegungsprogrammen ausgeschlossen. Selbst die Herzmuskelschwäche und das Herzwandaneurysma stellen heute keine absoluten Kontraindikationen für eine Bewegungstherapie mehr dar.

Aber auch die Bewegungstherapie an sich hat einen Wandel vollzogen. Kamen in der Anfangszeit vorwiegend gut kontrollierbare Ausdauerbelastungen zur Anwendung, so umschließen die Bewegungsangebote heute auch zahlreiche «modifizierte und dosierte» Spiel- und Sportformen. Die Begründung liegt darin, dass viele Patienten sportliche Bewegung nicht nur als Therapie begreifen wollen, sondern sie auch als Ausdruck einer wiedergewonnenen Lebensqualität und eines neuen Lebensstils sehen.[13, 73]

Nicht zuletzt kann regelmäßige körperliche Belastung zu einer bedeutsamen Senkung der herz- und gefäßkrankheitsbedingten (kardiovaskulären) Sterblichkeit beitragen, wie der Vergleich von aktiven und in-

> **Regelmäßig betriebene Bewegung hilft Ihnen dabei,**
>
> - Ihre Krankheit anzunehmen und die Krankheitsfolgen besser zu bewältigen,
> - einen gesunden Lebensstil aufzubauen und neben der körperlichen Aktivität auch andere empfohlene Maßnahmen leichter zu befolgen, wie z. B. Stressmanagement, eine ausgewogene, fettreduzierte Ernährung oder das Aufgeben des Rauchens,
> - Ihre Körperwahrnehmung zu fördern und eine realistische Selbsteinschätzung über zumutbare Belastungen zu entwickeln,
> - Ihr Selbstbewusstsein zu stärken,
> - Ihre individuelle körperliche, geistige und seelische Belastbarkeit zu verbessern,
> - Freude und Spaß zu erleben und
> - ganz allgemein Ihre Lebensqualität zu verbessern.

aktiven Koronarkranken zeigt: Bei den Trainierenden war die Gesamtsterblichkeit nach Herzinfarkt um etwa 20 Prozent geringer, die Häufigkeit eines plötzlichen Herztods war um bis zu 35 Prozent, und tödliche Reinfarkte waren nach drei Jahren noch um 25 Prozent seltener – die Lebenserwartung steigt.[13, 30]

Im Jahr 1990 veröffentlichte der kalifornische Arzt D. Ornish bedeutende Ergebnisse, nach denen eine radikale Umstellung der Lebensgewohnheiten (regelmäßige Bewegung, Rauchverbot, Entspannung und Stressbewältigung, vegetarische Ernährung) bei einem großen Teil seiner Patienten beeindruckende Wirkungen zeigte: Die Cholesterinwerte sanken, die gefährlichen Verengungen ihrer Koronararterien bildeten sich messbar zurück, die Durchblutung und Versorgung des Herzmuskels verbesserte sich deutlich. Regelmäßiges intensives körperliches Training und fettreduzierte Diät zeigten schon nach einem Jahr einen Stillstand bzw. gar Anzeichen einer sich rückbildenden Arteriosklerose der Herzkranzgefäße – ein Trend, der auch bei längerer Fortführung des Programms anhält.[77, 57]

Das Bewegungstraining zielt ganz besonders auf die Ökonomisierung der Herz-Kreislauf-Tätigkeit sowie eine positive Beeinflussung von Stoffwechsel, Blutfluss und Blutdruck ab. Ausdauerbelastungen sind wegen ihrer Belastungsform und ihrer Wirkung dafür besonders geeignet. Sie können auch entsprechend lange genug durchgehalten werden. «Ausdauertraining wirkt sauerstoffsparend, blutdrucksenkend, herzrhyth-

Positive Wirkungen von Bewegung und Sport

Herz

- Ökonomisierung der Herzarbeit und geringere Herzbelastung
- Absenken von Ruhe- und Belastungspuls
- Verbesserte Durchblutung und damit Sauerstoffversorgung des Herzmuskels
- Reduzierung des Sauerstoffbedarfs des Herzmuskels

Gefäße und Blut

- Absenken erhöhten Blutdrucks
- Reduzierung des Widerstands in der Peripherie
- Rückführung erhöhter Blutfettwerte und Normalisierung des Fettstoffwechsels (Senkung von Triglyzeriden, LDL-Cholesterin, Steigerung des positiven HDL-Cholesterins)
- Verbesserung des Zuckerstoffwechsels

Lunge und Atmung

- Verbesserung der Atmungsökonomie

Energieumsatz, Körperformung

- Steigerung des Energieverbrauchs
- Fettreduktion
- Senkung des Körpergewichts (Übergewicht)

Immunsystem

- Stärkung des Immunsystems

Muskulatur, Gelenke, Sehnen, Bänder und Knochen

- Ausgleich muskulärer Defizite und Haltungsverbesserung
- Verbesserung der Muskelkraft, Vorbeugung eines allgemeinen Muskelschwunds, Zunahme an Muskelmasse
- Verbesserung des Muskelstoffwechsels
- Ökonomisierung der Bewegungsabläufe und damit auch der Körperfunktionen
- Vorbeugung von Gelenk- und Bandscheibenleiden
- Erhöhung der Knochenfestigkeit, der Zugfestigkeit von Sehnen und Bändern und der Druckelastizität des Knorpelgewebes
- Verbesserung der Beweglichkeit
- Verletzungsprophylaxe

Psychovegetative Ebene

- Erhöhung der Stressresistenz
- Verstärkte Aktivierung des Vagusnervs (Ruhenervs)
- Abbau bzw. geringere Ausschüttung von Stresshormonen

musstabilisierend, stoffwechselfördernd und blutgerinnungshemmend und hat bei richtiger Anwendung keine Nebenwirkungen. Welches Medikament ist ähnlich wirksam und nebenwirkungsfrei?»[44]

Betrachtet man den Menschen als Ganzes, so sollte er durch körperliche Aktivität und sportliche Betätigung allerdings auch in seiner Komplexität angesprochen werden. Das bedeutet ein vielseitiges Üben und Trainieren. So zielen gymnastische Übungsformen neben der Verbesserung so genannter motorischer Grundeigenschaften wie (lokaler) Ausdauer, Koordination, Beweglichkeit und Kraft zusätzlich auf die Schulung der Körperwahrnehmung und der Atmung sowie auf die Entwicklung eines Bewegungs- und Belastungsgefühls. In Kombination mit Musik und mit Handgeräten sind zahlreiche Variationen möglich, wodurch vielseitige Bewegungserfahrungen gesammelt und neue motorische Fertigkeiten erlernt werden können. Allgemein werden dadurch die Haltung, die Bewegungssicherheit und die Alltagsmotorik verbessert sowie Belastungsspitzen im Alltag reduziert.

Die ambulante Herzgruppe – Hilfe zur Selbsthilfe

Die Herzgruppe am Wohnort (ambulante Herzgruppe) ist eine Gruppe von Patienten mit einer koronaren oder anderen Herzkrankheit. Die Patienten treffen sich ein- bis zweimal pro Woche, um unter Anleitung eines speziell ausgebildeten Übungsleiters und bei ärztlicher Betreuung Gesundheitssport zu treiben. Im Mittelpunkt des Gruppenangebots stehen Bewegungsprogramme, die eine individuell dosierte und kontrollierte Belastung ermöglichen. Ergänzt wird die Bewegungstherapie durch Entspannungsübungen, Informationsvermittlung und Gruppengespräche, die allesamt bei der Umstellung auf die neue Lebenssituation helfen. Über die Bewegungsstunden hinaus veranstalten die Gruppen häufig Zusatzprogramme wie Ausflüge, Wanderungen oder gesellige Abende. Die Vermittlung von Erlebnissen, von positiven Emotionen, von Spaß und Freude sowie der Abbau von Ängsten und Skepsis sind wichtige psychosoziale Ziele der Bewegungs- und Gruppenprogramme. In der Regel haben die Gruppen eine Größe von 15 bis 20 Teilnehmern und sind altersmäßig recht gemischt.

> **Nach dem Grad der Belastbarkeit werden Herzpatienten in zwei Gruppen unterteilt:**
>
> - die *Trainingsgruppe* mit einer Belastbarkeit von mindestens 1 Watt pro kg Körpergewicht oder 75 Watt (das entspricht etwa der Fähigkeit, locker zu traben),
> - die *Übungsgruppe* mit einer Belastbarkeit von weniger als 1 Watt pro kg Körpergewicht oder weniger als 75 Watt.

Während es beim Training aufgrund der höheren Intensität und der größeren Menge an aktiver Muskelmasse zu äußerlich sichtbaren Anpassungserscheinungen kommt, wird beim Üben das Herz-Kreislauf-System weniger belastet, sodass sich die Belastbarkeit vornehmlich durch eine Verbesserung von Bewegungsökonomie, Beweglichkeit und psychovegetativer Ausgangslage erhöht. In der Übungsgruppe entfällt aufgrund der geringen Kreislaufleistungsfähigkeit das allgemeine Ausdauertraining, das Laufen wird z. B. durch das Gehen ersetzt. In der Trainingsgruppe wird nach der Gewöhnungsphase ein allgemeines Ausdauertraining durchgeführt. Es zielt vor allem auf eine Verbesserung der allgemeinen Ausdauerleistungsfähigkeit. Die Inhalte der Bewegungsprogramme beider Gruppen sind sehr vielseitig und abwechslungsreich und bestehen aus einer bunten Mischung von gymnastischen Übungen, Geh- und/oder Laufeinheiten, Spielen und Tanz.

Sollten Sie noch nicht an einer Herz- oder Präventionsgruppe teilnehmen, möchten wir Ihnen die Teilnahme im wahrsten Sinne des Wortes «ans Herz legen». Zum einen haben Sie durch die feste Gruppe einen Anreiz zu regelmäßiger Bewegung, zum anderen werden Sie unter fachlicher Anleitung (Übungsleiter und Arzt) betreut. Koronarsportler zeigten nach regelmäßiger mehrjähriger Herzgruppen-Teilnahme eine verbesserte Belastbarkeit und lagen im unteren Leistungsbereich untrainierter Herz-Kreislauf-gesunder gleichaltriger Personen, während Aussteiger aus der Herzgruppe ausnahmslos auf das pathologische Ausgangsniveau zurückfielen.[58]

Untersuchungen über den wöchentlichen Energieumsatz bei Herzgruppen-Patienten ergaben bei 60 bis 80 Prozent der Probanden Werte über 2000 kcal, was das Fortschreiten der koronaren Herzkrankheit eindämmt und zu Verbesserungen in der Lebenserwartung führt.[2] Es ist auch bekannt, dass Herzgruppen-Teilnehmer tendenziell früher und nach einem Jahr um etwa 10 Prozent häufiger ihre Arbeit wieder aufnehmen.[30]

Ob für Sie körperliche Aktivität erlaubt werden kann, in welcher Form und mit welcher Intensität, entscheidet letztendlich Ihr Arzt.

Die Herzschule aus der Sicht des Arztes

EBERHARD VON HODENBERG

Das Herz – anatomische und physiologische Grundlagen

Das Herz ist ein komplexer Hohlmuskel. Durch seine Pumpfunktion hält es den Blutkreislauf im Körper aufrecht, sodass die Organe und Gewebe ausreichend mit sauerstoff- und nährstoffreichem Blut versorgt werden. Durch Verbindungen zum Nervensystem und bestimmte biochemische Vorgänge kann die Pumpleistung des Herzens den Stoffwechselbedürfnissen der Körperorgane angepasst werden. So kann z. B. auch bei sportlichen Betätigungen die Pumpleistung des Herzens gesteigert werden.

Aufbau des Herzens

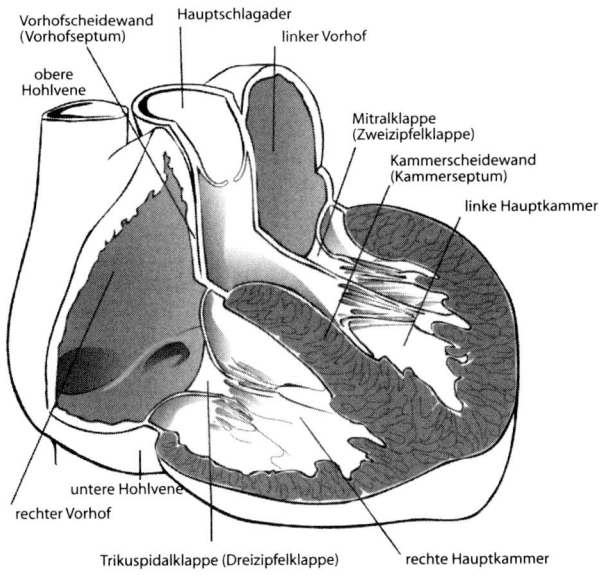

Vorhofscheidewand (Vorhofseptum)
Hauptschlagader
linker Vorhof
obere Hohlvene
Mitralklappe (Zweizipfelklappe)
Kammerscheidewand (Kammerseptum)
linke Hauptkammer
untere Hohlvene
rechter Vorhof
Trikuspidalklappe (Dreizipfelklappe)
rechte Hauptkammer

Das Herz besteht aus einem *rechten* und *linken Herzen*. Beide Herzhälften sind aufgeteilt in einen *Vorhof* und eine *Kammer*, die durch *Herzklappen* voneinander getrennt sind. Diese Herzklappen haben eine Art Ventilfunktion und können im Krankheitsfall entweder in ihrer Beweglichkeit eingeschränkt oder auch undicht werden. Das von den Organen und Geweben verbrauchte, venöse sauerstoffarme Blut gelangt über die großen Venen zum rechten Vorhof und von dort durch die Tricuspidalklappe zur rechten Herzkammer. Die rechte Herzkammer pumpt das Blut durch die Pulmonalklappe in den Lungenkreislauf. In der Lunge wird das Blut mit Sauerstoff angereichert und gelangt dann über die Lungenvenen in den linken Vorhof. Von dort fließt das Blut über die so genannte Mitralklappe in die linke Herzkammer. Die linke Herzkammer ist die Hauptpumpe des Herzens, die das sauerstoffreiche, arterielle Blut dann durch die Aortenklappe in den großen Kreislauf befördert.

Das rechte und das linke Herz sind parallel geschaltet und pumpen beide die gleiche Menge Blut (in Ruhe etwa 5 Liter pro Minute). Bei einem *Herzzyklus* kommt es zunächst zu einem Erschlaffen der Herzkammern und zum Einstrom von Blut aus den Vorhöfen in die Herzkammern (Diastole). Anschließend spannt sich der Muskel der Herzkammern an und zieht sich zusammen (Systole). Dadurch fördert er das Blut in die Lungenarterie (Arteria pulmonalis) und in die Hauptschlagader (Aorta). Während der Diastole öffnen sich die Klappen zwischen den Herzvorhöfen und Herzkammern (Mitral- bzw. Tricuspidalklappe), während die Klappen zwischen den Herzkammern und Arteria pulmonalis bzw. Aorta (Aorten- bzw. Pulmonalklappe) geschlossen sind. Wie Ventile in einer Pumpe sorgen diese Klappen dafür, dass das Blut in die richtige Richtung fließt. Bei undichten Herzklappen kommt es zu einem Rückstrom von Blut in die falsche Richtung. Es fließt also zu viel Blut zurück, man spricht dann von einer Volumenbelastung des Herzens. Sind die Herzklappen verengt, so ist der Strom des Blutes behindert, und entsprechend steigt der Druck in den Herzkammern vor den verengten Klappen an. Eine so genannte Druckbelastung der entsprechenden Herzkammer oder der Vorhöfe ist die Folge. Sowohl Volumen- als auch Druckbelastungen können schließlich zu einer Verminderung der Förderleistung des Herzens und letztendlich zu einer Herzschwäche (Herzinsuffizienz) führen.

Wie jeder andere Muskel benötigt auch der Herzmuskel eine eigene Blutversorgung, die über die *Herzkranzgefäße (Koronararterien)* erfolgt. Sie entspringen aus der *Hauptschlagader* unmittelbar hinter der Aorten-

Blutkreislauf Körper und Lunge

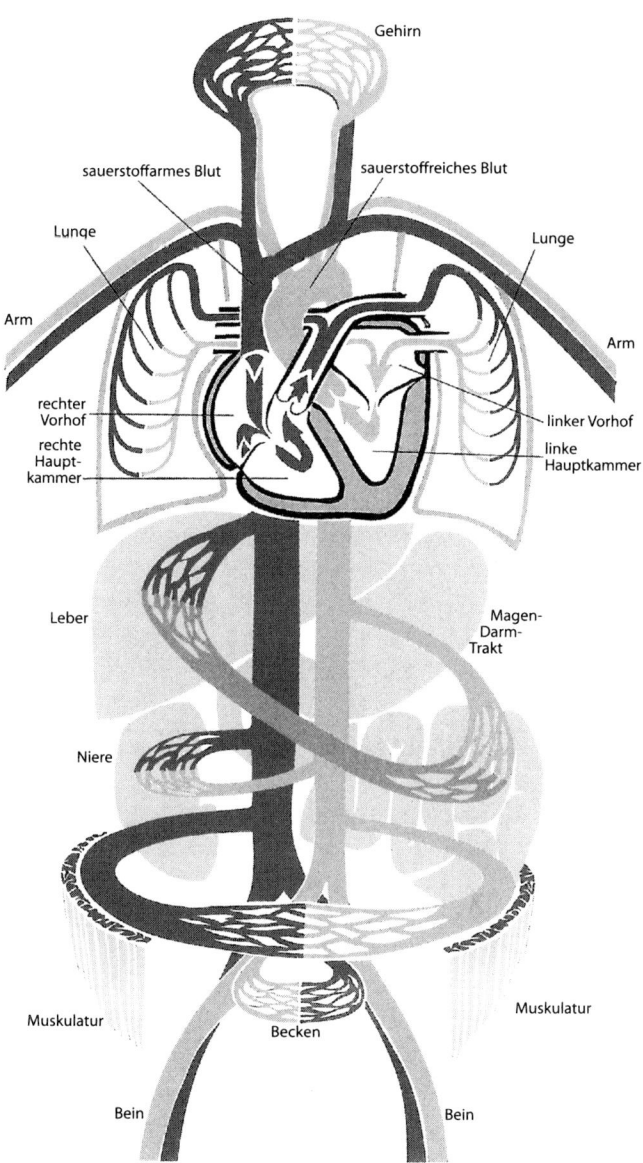

Gehirn

sauerstoffarmes Blut

sauerstoffreiches Blut

Lunge

Lunge

Arm

Arm

rechter Vorhof

linker Vorhof

rechte Haupt-kammer

linke Hauptkammer

Leber

Magen-Darm-Trakt

Niere

Muskulatur

Muskulatur

Becken

Bein

Bein

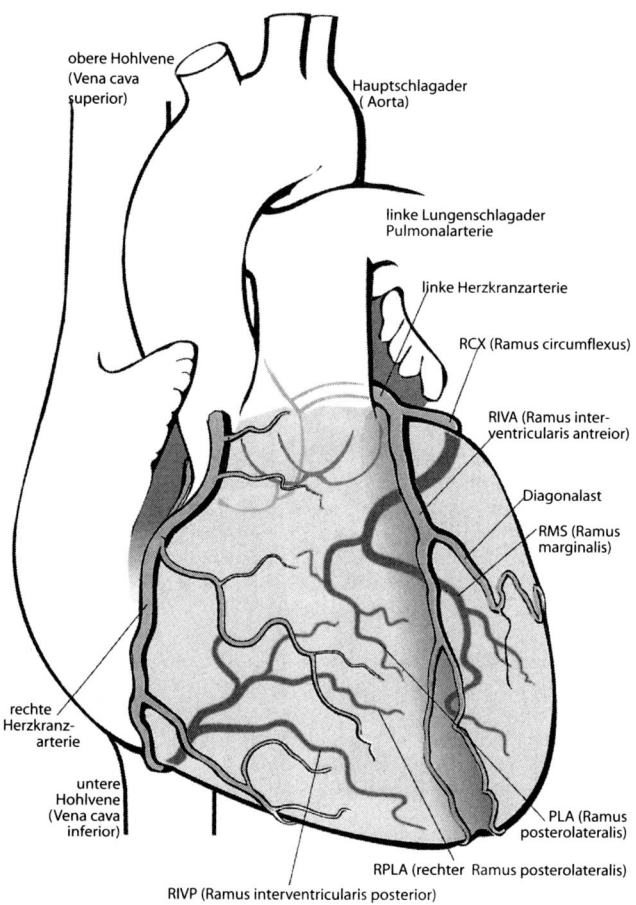

klappe, welche die linke Herzkammer von der Hauptschlagader trennt. Die linke Koronararterie teilt sich kurz nach der Abzweigung aus der Aorta in zwei große Äste auf, die über weitere Seitenäste den wesentlichen Teil der linken Herzkammer versorgen. Die rechte Koronararterie ist das dritte große Herzkranzgefäß, das hauptsächlich die rechte Herzkammer und die Herzhinterwand mit Blut versorgt. Verengungen der Herzkranzgefäße (koronare Herzkrankheit) führen zu einer Durchblutungsstörung des Herzens.

Die Pumpleistung des Herzens wird über einen eigenen Stromkreis angetrieben. Elektrische Ströme werden für die einzelnen Muskelaktionen benötigt. Vom körpereigenen *Schrittmacher des Herzens (Sinusknoten)* werden über das *Herzreizleitungssystem* elektrische Signale fortgeleitet. Die Signalabgabe erfolgt mit einer bestimmten Frequenz, im Mittel etwa 60–70 Signale pro Minute. Bei besonderen Belastungen, wie z. B. bei sportlichen Betätigungen, ist der Sinusknoten in der Lage, eine entsprechend höhere Impulsabgabe zu senden, um eine höhere Schlagfrequenz zu gewährleisten. Erkrankungen des Reizleitungssystems können zu harmlosen, aber auch zu lebensgefährlichen Herzrhythmusstörungen führen.

Übersicht über
die Herz-Kreislauf-Erkrankungen

Koronare Herzkrankheit und Herzinfarkt

Die *Arteriosklerose* führt zu kalk- und fetthaltigen Ablagerungen in den großen arteriellen Gefäßen, aber auch in den Herzkranzgefäßen. Eine Verengung der Herzkranzarterie um mehr als drei Viertel kann – vor allen Dingen bei körperlichen Belastungen – zu einer Durchblutungsstörung des Herzens führen. Ist der Herzmuskel nicht ausreichend durchblutet, kommt es zum Sauerstoffmangel, der dann typische Beschwerden auslöst. Bei diesen so genannten Angina-Pectoris-Beschwerden handelt es sich um diffuse Schmerzen über dem Brustbein, die auch in den Unterkiefer, den Oberbauch, den Rücken sowie in beide Arme ausstrahlen können. Typisch für diese Beschwerden ist die Belastungsabhängigkeit und auch eine Intensitätszunahme in Kälte.

Bei einem akuten Verschluss eines Herzkranzgefäßes kommt es zu einem *Herzinfarkt*, der in der Regel mit einem ausgeprägten, anhaltenden Vernichtungsschmerz einhergeht. Ist ein Herzkranzgefäß länger als 3 bis 6 Stunden verschlossen, stirbt das von dem Gefäß versorgte Herzmuskelgewebe ab. Die Folge ist eine entsprechende Funktionseinschränkung des Herzens. Der Verschluss eines Herzkranzgefäßes in der Peripherie der Koronararterien führt zum Absterben eines nur kleinen Gebiets des

Herzmuskels. Man spricht dann von einem *kleinen Herzinfarkt*. Ein *großer Herzinfarkt* geht entsprechend mit einem großen Verlust von Herzmuskelgewebe einher. Hier kommt es in der Regel zum Verschluss im Anfangsteil eines Herzkranzgefäßes.

Während des Herzinfarktes können gefährliche *Herzrhythmusstörungen* auftreten, die unter Umständen lebensbedrohlich sind. Folglich ist bei jedem Herzinfarkt die sofortige Klinikeinweisung unbedingt erforderlich. Im Krankenhaus wird dann versucht, eine Wiedereröffnung des verschlossenen Herzkranzgefäßes anzustreben, um auf diese Weise möglichst viel Herzmuskelgewebe zu retten. Die Wiedereröffnung eines verschlossenen Herzkranzgefäßes erfolgt entweder mit Medikamenten (Thrombolysebehandlung) oder mit Hilfe einer Ballondehnung (PTCA) im Herzkatheterlabor. Verzögert sich diese Therapie bei Infarktpatienten zu lange, können diese bei großen Infarkten anschließend eine *Herzschwäche* (Herzinsuffizienz) entwickeln.

Herzschwäche – Herzinsuffizienz

Unter einer *Herzschwäche (Herzinsuffizienz)* versteht man eine Funktionseinschränkung des Herzmuskels. Bei Belastungen ist die Pumpleistung des Herzens dann zu gering, um für eine ausreichende Durchblutung und Sauerstoffversorgung der Organe und Gewebe zu sorgen. Bei ausgeprägter Herzinsuffizienz kann schon unter Ruhebedingungen die Sauerstoffversorgung der Organe unzureichend sein.

Die häufigste Ursache für eine Herzschwäche ist die koronare Herzerkrankung mit einem oder mehreren abgelaufenen Herzinfarkten. Aber auch andere Erkrankungen, die mit einer Druck- und Volumenbelastung der Herzkammern einhergehen, können zu einer Einschränkung der Pumpfunktion des Herzens führen. So kann eine Herzschwäche bei Erkrankungen der Herzklappen ebenso wie bei einem langjährig unbehandelten hohen Blutdruck auftreten. Nach einer schweren *Herzmuskelentzündung* kann ebenso eine Herzinsuffizienz erfolgen wie bei der so genannten *dilatativen Kardiomyopathie*. Diese Herzmuskelerkrankung ist in der Regel vererbbar und tritt meist in den mittleren Lebensjahren auf, allerdings können auch schon junge Patienten betroffen sein.

Wichtigstes Symptom einer Herzinsuffizienz ist die Atemnot, die anfangs bei stärkeren körperlichen Belastungen, im Spätstadium schon bei leichten Belastungen oder auch in Ruhe auftritt. Atemnot ist eher ein Symptom der Linksherzinsuffizienz. Das Blut staut sich dann vor dem linken Herzen in der Lunge und kann bei fortgeschrittener Erkrankung zu einer Flüssigkeitsansammlung in der Lunge führen (Lungenödem). Die Einlagerung von Flüssigkeit in den Beinen (Ödeme) oder auch im Bauchraum (Aszites) ist die Folge einer Rechtsherzinsuffizienz. Das Blut staut sich dann vor dem rechten Herzen. Folglich sind die venösen Gefäße gestaut. Patienten mit Herzschwäche sind besonders durch Herzrhythmusstörungen gefährdet, die auch lebensbedrohlich sein können.

Herzinsuffizienzpatienten bedürfen einer engen ärztlichen Betreuung. Die medikamentöse Therapie hat zum Ziel, durch eine Erweiterung der peripheren Gefäße das Herz zu entlasten (ACE-Hemmer). Zusätzlich erhalten Patienten mit Herzinsuffizienz Medikamente zur verstärkten Urinausscheidung (Diuretika), niedrig dosierte Betablocker und ggf. Digitalis. Bei lebensbedrohlichen Herzrhythmusstörungen ist auch die Einnahme bestimmter antiarrhythmischer Medikamente (Amiodaron) oder sogar die Implantation eines internen automatischen Defibrillators erforderlich.

Bei extremer Herzschwäche gilt als letzte Rettung nur noch die Herztransplantation. Durch eine begrenzte Anzahl von Organspendern ist für die Betreffenden die Wartezeit bis zur Transplantation häufig zu lang.

Herzklappenerkrankungen

Die häufigsten *Herzklappenerkrankungen* betreffen die Aorten- und die Mitralklappe des linken Herzens. Bei einer *Verengung der Aortenklappe* (Aortenstenose) ist der Ausstrom des Blutes aus der linken Herzkammer in den großen Kreislauf behindert. Die linke Herzkammer wird dann deutlich druckbelastet, und es kann bei langer Krankheitsdauer zu Funktionseinschränkungen kommen. Bei fortgeschrittener, unzureichender Öffnung der Aortenklappe kann die Durchblutung der Organe und auch des Herzmuskels nicht mehr gewährleistet werden. Die Minderdurchblutung des Gehirns führt zu Schwindel und ggf. auch zu Bewusstseinsverlusten (Synkopen). Auch haben Patienten bei Belastung oft Angina-Pectoris-ähnliche Symptome. Das Ausmaß des Herzklappenfehlers kann sonographisch mit Hilfe der Echokardiographie ermittelt werden. Bei einem bestimmten Schweregrad hilft dann nur die Herzoperation mit einem prothetischen Aortenklappenersatz.

Neben der Verengung der Aortenklappe kann es auch zu einer Undichtigkeit der Klappe, der *Aorteninsuffizienz* kommen. Diese kann sowohl angeboren als auch Folge von Entzündungen sein. Hier kommt es zu einem starken Rückstrom des Blutes aus der Hauptschlagader in die linke Herzkammer, die dann sehr volumenbelastet wird. Im fortgeschrittenen Stadium führt diese Volumenbelastung zu einer Funktionseinschränkung des linken Herzmuskels. Patienten mit einer höhergradigen Aorteninsuffizienz sollten unbedingt operiert werden. Bei bestimmten Patienten kann anstelle eines prothetischen Aortenklappenersatzes auch eine operative Rekonstruktion der Aortenklappe hilfreich sein.

Erkrankungen der Mitralklappe sind meist die Folge früherer Entzündungen. Bei der so genannten *Mitralstenose* staut sich das Blut im linken Vorhof vor der Herzkammer. Durch die Druckbelastung des linken Vorhofes haben diese Patienten oft *Vorhofrhythmusstörungen (Vorhofflimmern)*. Sie sind in der Belastung eingeschränkt und haben bei leichten Belastungen schon Luftnot. Therapeutisch ist hier eine Sprengung der Herzklappe mit einem Ballonkatheter möglich (Mitralvalvuloplastie). Bei ausgeprägten Verkalkungen hilft allerdings auch nur der operative prothetische Mitralklappenersatz.

Bei der *Mitralinsuffizienz* kommt es zu einer Volumenbelastung der linken Herzkammer. Patienten mit einer höhergradigen Mitralinsuffizienz haben bei Belastungen Luftnot, ferner kann im Spätstadium eine Linksherzinsuffizienz auftreten. Im fortgeschrittenen Stadium ist bei diesen Patienten eine Operation angezeigt. In bestimmten Herzzentren sind die Herzchirurgen heute in der Lage, die Mitralklappe operativ zu rekonstruieren, andernfalls muss die Mitralklappe durch eine Prothese ersetzt werden.

Herzrhythmusstörungen

Herzrhythmusstörungen sind angeboren oder treten in Verbindung mit anderen Herzerkrankungen auf. Die elektrische Erregung der Herzvorhöfe und der Herzkammern wird auf der Hautoberfläche mittels des Elektrokardiogramms (EKG) abgeleitet. Bei *Herzrhythmusstörungen des Vorhofes* oder auch *der Herzkammer* kommt es zu charakteristischen Veränderungen des EKG, das entweder in Ruhe, bei Belastung oder auch über 24 Stunden als Langzeit-EKG abgeleitet wird.

Bei *Herzstolpern* handelt es sich in der Regel um einzelne Extraschläge, die normal und ohne höheren Krankheitswert sind. Gehäuftes Herzstolpern kann jedoch auch Folge einer bestimmten Herzerkrankung sein, sodass hier immer eine kardiologische Abklärung erfolgen sollte.

Eine Erkrankung des Sinusknotens oder der Erregungsleitung führt zu einer *Pulsverlangsamung* (bradykarder Rhythmus), sodass die Organ- und Gewebedurchblutung unter Umständen beeinträchtigt ist. Die Folge eines zu starken bradykarden Rhythmus sind Schwindel, Leistungseinschränkung mit Luftnot und manchmal sogar Bewusstlosigkeit. In der Regel ist eine Behandlung mit einem Herzschrittmacher erforderlich.

Herzrhythmusstörungen des Vorhofs sind nicht unbedingt lebensbedrohlich, treten aber häufiger auf. Unter so genanntem *Vorhofflimmern* leiden ca. 0,5 Prozent aller Erwachsenen. Vorhofflimmern kann eine negative Auswirkung auf die Herzfunktion haben, die sich in einer Leistungsbeschränkung äußert und auch das Wohlbefinden der Patienten deutlich beeinträchtigen kann. Oft ist eine langfristige medikamentöse Therapie notwendig, die leider bei vielen Patienten unwirksam oder nur bedingt wirksam ist und nur die Häufigkeit dieser Rhythmusstörung reduziert. Gefährlich wird Vorhofflimmern besonders durch Komplikationen wie *Schlaganfälle*, die immerhin mit einem Risiko von etwa 2 bis 4 Prozent pro Jahr auftreten können.

Rhythmusstörungen der Herzkammer sind oft Folge einer fortgeschrittenen Herzerkrankung und treten besonders häufig bei Patienten mit einer Funktionseinschränkung der linken Herzkammer auf. Während einzelne *Extraschläge der Herzkammer* (ventrikuläre Extrasystolen) auch bei gesunden Menschen vorkommen, sind ventrikuläre Doppelschläge (Couplets), Dreifachschläge (Triplets) und ventrikuläre Salven ernster zu nehmen. Treten diese Herzrhythmusstörungen vermehrt unter Belastungen auf, so kann dies ein Hinweis auf eine *Minderdurchblutung des Herzmuskels* (KHK) sein. Im schlimmsten Falle kann *Herzrasen in der*

Kammer (Kammertachykardien) zu *Kammerflimmern* und somit zum plötzlichen Herztod führen. Der akute Herztod (Kammerflimmern) bei jungen Sportlern ist meist Folge einer bis dahin nicht diagnostizierten Herzerkrankung. Auch bei akuten *Entzündungen des Herzmuskels* (Perimyokarditis) kann es zu lebensbedrohlichen Herzrhythmusstörungen kommen.

Sport bei Herzerkrankungen

Auch Patienten mit Erkrankungen der Herzkranzgefäße können ihre körperliche Leistungsfähigkeit durch Training verbessern. Dies gilt sogar für Patienten mit einer Herzinsuffizienz. So führt regelmäßiger Sport zu einer Erhöhung der funktionalen Kapazität von Herz und Herzkranzgefäßen und damit zu einer Senkung des Herz-Sauerstoffbedarfs. Die Leistungsverbesserung erfolgt durch einen optimierten Sauerstoffverbrauch für die zu leistende Arbeitsenergie. Es erhöht sich die Herzschlagkraft. Auch verbessert sich die Fähigkeit der peripheren (außerhalb des Herzens liegenden) Muskeln, Sauerstoff aus dem Blut zu verwerten. Die erhöhte körperliche Leistungsfähigkeit hat einen positiven Einfluss auf den Blutkreislauf, den Stoffwechsel, den Hormonhaushalt und die Atmungsfunktion.

Regelmäßiges körperliches Training führt zu einem niedrigeren Sauerstoffverbrauch des Herzens für eine vergleichbare Arbeitsbelastung. Dies erkennt man an einer Abnahme des Produkts aus Herzfrequenz und systolischem arteriellem Blutdruck als Hinweis für den geringeren Herz-Sauerstoffbedarfs. Diese Veränderungen gelten auch für Personen mit koronarer Herzkrankheit, die nach körperlichem Training eine höhere Leistungsfähigkeit erreichen, bevor eine limitierende Sauerstoffunterversorgung (Ischämie) des Herzmuskels erreicht wird.

Aus ärztlicher Sicht ist für Herzpatienten jegliche Art von Ausdauersport empfehlenswert, soweit dieser regelmäßig betrieben wird. Herzkranke Patienten sollten jedoch körperliches Training nur in enger Absprache mit ihren betreuenden Kardiologen ausüben.

Obwohl bei Herzpatienten das Risiko, während einer sportlichen Betätigung an einem akuten Herztod zu versterben, eher gering ist, ist dieses Risiko trotzdem höher als bei gesunden Menschen. In einer großen Übersichtsuntersuchung von 167 kontrollierten sportlichen Rehabilitationsprogrammen wurde das Risiko für einen Herzstillstand während körperlicher Betätigung auf 1:111 966 Personen-Stunden und das tödliche Risiko auf 1:783 972 Personen-Stunden sportlicher Betätigung geschätzt. Mit unkontrollierter und stärkerer körperlicher Betätigung ist das Risiko für einen akuten Herztod bei Herzpatienten (geschätzt auf 1:60 000 bis 1:65 000 Personen-Stunden sportlicher Betätigung) im Vergleich zu Gesunden (geschätzt auf 1:565 000 Personen-Stunden sportlicher Betätigung) deutlich höher. In besonderen Herz-Rehabilitationsprogrammen werden Art und Intensität sportlicher Übungen definiert, die sowohl sicher als auch effektiv für die Herzpatienten sind.

Sport und koronare Herzkrankheit

Viele Patienten mit koronarer Herzkrankheit, die nach Behandlung mittels Ballondehnung oder Bypassoperation im Alltag völlig beschwerdefrei sind, sind oft verunsichert und wissen nicht, ob sie sich wieder normal sportlich betätigen können. Bei allen Patienten sollte zunächst ein Belastungs-EKG durchgeführt werden, nicht zuletzt, um zusätzliche Ischämien (Minderdurchblutungen) auszuschließen und um Leistungsobergrenzen festzulegen. Zeigen sich im Belastungs-EKG keine Hinweise für eine Minderdurchblutung des Herzmuskels und bestehen keine bedeutsamen Herzrhythmusstörungen, so sollte die Belastungsintensität ungefähr zwischen 50 und 80 Prozent des maximalen Sauerstoffverbrauchs liegen. Es ist ratsam, dass die empfohlene maximale Trainingspulsfrequenz vom behandelnden Arzt festgelegt wird.

Neuere Studien weisen darauf hin, dass bei Patienten mit koronarer Herzkrankheit durch regelmäßiges körperliches Training das Fortschreiten der koronaren Herzkrankheit aufgehalten werden kann. Auch zeigten röntgenographische Untersuchungen der Blutgefäße (mit Hilfe von Kontrastmittel), dass sich bereits bestehende Verengungen der Herzkranzgefäße etwas zurückbilden können. Des Weiteren führt körperliches Training möglicherweise zu einer vermehrten Bildung von Kollateralen (Nebengefäßen). Sollte es jedoch während der körperlichen Aktivität erneut zu Angina-Pectoris-Beschwerden kommen, ist es sehr wichtig, umgehend einen Arzt aufzusuchen und eine kardiologische Untersuchung zu veranlassen.

Sport und Herzinfarkt

Die körperliche Belastbarkeit von Infarktpatienten richtet sich ganz nach dem Ausmaß der Infarktgröße. Kleine Herzinfarkte (siehe oben) verursachen so gut wie keine Funktionseinschränkung der Pumpfunktion der linken Herzkammer, sodass diese Patienten auch nach einem Herzinfarkt wie Gesunde belastbar sind. Trotzdem sollte die Mobilisierung von Patienten mit einem kleinen Herzinfarkt unter ärztlicher Kontrolle erfolgen. In den ersten Tagen nach einem Infarkt beschränkt sich die körperliche Betätigung auf einfaches Gehen. Die Steigerung der körperlichen Belastbarkeit sollte dann unter ärztlicher Kontrolle in entsprechenden Rehabilitationskliniken erfolgen. Für die Rehabilitation nach einem Herzinfarkt wurden spezielle Sportprogramme entwickelt.

Patienten, die einen großen Herzinfarkt erlitten haben, bedürfen anfangs einer besonderen medizinischen Betreuung. Fachkardiologische Untersuchungen sollten das Ausmaß der Funktionseinschränkung der linken Herzkammer bzw. der Narbenbildung ermitteln. Mit Hilfe einer Ultraschalluntersuchung (Echokardiographie) muss auf die mögliche Entwicklung einer Aussackung (Aneurysma) geachtet werden. An der narbigen, sich nicht bewegenden Herzwand können Blutgerinnsel (Thromben) entstehen, deren Loslösung gefährliche Embolien verursachen können. Infarktpatienten mit einem Aneurysma oder einem frischen Thrombus in der Herzkammer müssen auf jeden Fall körperliche Belastungen vermeiden.

Sport und Herzklappenerkrankungen

Die Empfehlung zu regelmäßiger körperlicher Belastung von Klappenpatienten hängt ganz vom Ausmaß des Herzklappenfehlers ab. So können sich Patienten mit leichten Herzklappenfehlern ohne den Blutkreislauf beeinflussende (hämodynamische) Bedeutung ganz normal wie gesunde

Menschen belasten, sollten aber jährliche echokardiographische Kontrolluntersuchungen durchführen lassen, damit ein eventuelles Fortschreiten des Herzklappenfehlers nicht übersehen wird. Patienten mit höhergradigen Herzklappenfehlern sind insbesondere dann in ihrer Belastbarkeit eingeschränkt, wenn der Herzklappenfehler bereits zu einer Herzschwäche geführt hat. Hier gilt es zunächst den Herzklappenfehler zu behandeln, d. h., in der Regel ist eine Herzklappenoperation durchzuführen. Besteht auch nach einer Herzoperation weiterhin eine Funktionseinschränkung der linken Herzkammer, so gelten für diese Patienten dieselben Richtlinien wie für Patienten mit einer Herzinsuffizienz (siehe unten).

Besonders gefährdet sind Patienten mit einer Aortenklappenstenose, da bei ihnen stärkere körperliche Belastung zu einem akuten Herzversagen oder auch zu einem Bewusstseinsverlust (Synkope) führen kann.

Patienten mit einer künstlichen Herzklappe benötigen in der Regel lebenslang eine so genannte Antikoagulationstherapie mit Marcumar. Diese Medikation vermindert die Gerinnbarkeit des Blutes, um Ablagerungen von Blutgerinnseln an den Kunstklappen zu verhindern. Natürlich sollten diese Patienten keine Sportarten durchführen, die mit einer erhöhten Verletzungsgefahr einhergehen, da sonst das Risiko einer traumatischen Blutung zu hoch wäre.

Sport und Herzschwäche

Noch vor wenigen Jahren wurde Patienten mit einer Herzschwäche (Herzinsuffizienz) jegliche Art von sportlicher Betätigung untersagt. Heute weiß man aus verschiedenen Studien, dass unter medizinischer Betreuung auch bei dieser Erkrankung ein dosiertes körperliches Training zu einer signifikanten Leistungssteigerung des Herzens führt. Sportliches Training hat nicht nur positive Effekte auf die Sauerstoffaufnahme des Herzens, es konnte ebenfalls eine deutliche Steigerung der Belastungsdauer dieser Patienten beobachtet werden. Körperliches Training von Herzinsuffizienzpatienten führt zu einer Erhöhung der anaeroben Schwelle, senkt die Ruhe- und die submaximale Belastungsherzfrequenz, reduziert die Belastungs-Minutenventilation (Belüftung der Lungen) und verbessert den Blutfluss in den sich belastenden Extremitäten. Auch wurde eine Verbesserung des subjektiven Wohlbefindens und der Lebensqualität nach körperlichem Training nachgewiesen. In einer kontrollierten Studie an Herzinsuffizienzpatienten traten unter körperlichem Training keine gefährlichen Nebenwirkungen auf.

Sport und Herzrhythmusstörungen

Eine Zunahme von Herzrhythmusstörungen unter körperlicher Belastung bedarf einer genauen kardiologischen Abklärung. Herzrhythmusstörungen können sowohl Hinweise auf das Fortschreiten einer koronaren Herzkrankheit als auch anderer Herzerkrankungen sein. Ein eigenständiges körperliches Training ist für diese Patienten auf keinen Fall empfehlenswert und könnte bei höhergradigen Rhythmusstörungen in der Herzkammer sogar lebensgefährlich sein.

Zusammenwirken von Medikamenten und Bewegung

Herzkranke Patienten benötigen oft eine lebenslange Medikation. So gehören zur Standardtherapie der koronaren Herzkrankheit Acetylsalicylsäure (Aspirin), Betablocker und neuerdings auch so genannte ACE-Hemmer. Einige Patienten benötigen des Weiteren Nitrate und / oder Calciumantagonisten, zur Cholesterinsenkung oft Lipidsenker.

Betablocker, die neben der Behandlung der koronaren Herzkrankheit auch zur Therapie des Hochdrucks und der Herzinsuffizienz eingesetzt werden, führen u. a. zu einer Senkung der Herzfrequenz. Auch bei stärkerer körperlicher Belastung wird die maximale Pulsfrequenz begrenzt, sodass die Leistungsfähigkeit durch diese Medikamente etwas reduziert sein kann.

Frequenzsenkende *Calciumantagonisten* begrenzen den Pulsanstieg auch unter Belastung und können so ebenfalls zu einer Einschränkung der sportlichen Belastbarkeit führen.

Nitrate, die in Form von Spray oder Zerbeißkapseln als *Nitroglyzerin* gängig sind, haben eine gefäßerweiternde Wirkung und helfen besonders bei akuten Angina-Pectoris-Anfällen, indem sie schnell zu einer Linderung der Schmerzen führen.

Harntreibende *Diuretika*, die in erster Linie zur Hochdrucktherapie und bei Patienten mit Herzinsuffizienz eingesetzt werden, können einen erheblichen Verlust von Elektrolyten verursachen. Dieser Effekt muss bei stärkerer sportlicher Belastung unbedingt berücksichtigt werden. Herzunterstützende *Digitalispräparate* werden in erster Linie als Begleittherapie der Herzinsuffizienz eingesetzt. Im EKG kann Digitalis typische Veränderungen verursachen, die bei Minderdurchblutungen (Ischämie) auftreten. Dies führt oft zu einer entsprechenden Fehleinschätzung der Belastungsfähigkeit. Digitalis steigert zwar die Kontraktionskraft des Herzmuskels, geht aber auch mit einer geringeren Herzfrequenz einher und kann Rhythmusstörungen auslösen.

Für alle *Bluthochdruckmedikamente* gilt, dass durch eine periphere Gefäßerweiterung stärkere Blutdruckabfälle – auch nach sportlichen Belastungen – möglich sind.

Auf die Problematik der Antikoagulationstherapie mit *Gerinnungshemmern* wie z. B. Marcumar wurde bereits eingegangen. Der Medikamentenspiegel muss regelmäßig laborchemisch kontrolliert werden, um eine zu starke oder auch zu geringe Gerinnungshemmung zu vermeiden. Antikoagulierte Patienten sollten Sportarten mit erhöhter Verletzungsgefahr unbedingt vermeiden.

Warnsignale bei der Bewegung und erste Hilfe

Herzpatienten sollten möglichst nie allein Sport treiben. Es ist sinnvoll, z. B. beim Joggen ein Handy mit sich zu führen. Auf jeden Fall ist es immer besser, zu zweit und nicht allein zu laufen. Bei jeglichen Formen des kardialen Unwohlseins sollte die sportliche Betätigung umgehend unterbrochen werden. Bei Patienten mit einer koronaren Herzkrankheit können unter Belastung jederzeit erneute Angina-Pectoris-Beschwerden auftreten. Auch bei neu aufgetretenen Angina-Pectoris-Anfällen ist unbedingt umgehend ein Arzt aufzusuchen.

Andere gefährliche Symptome wie plötzlich einsetzende Luftnot auf niedriger Belastungsstufe sind ebenso ernst zu nehmende Warnhinweise wie stärkere Herzrhythmusstörungen. Falls Beschwerden wie Angina Pectoris, Luftnot oder auch bedrohliche Rhythmusstörungen in Ruhe weiter bestehen, ist ein Notarzt zu alarmieren. Die Patienten sollten dann halb sitzend gelagert und von enger Kleidung befreit werden. Weiterhin ist auf eine ausreichende Sauerstoffzufuhr zu achten. Vielfach wird heute empfohlen, dass Angehörige von Risikoherzpatienten in der Lage sein sollten, Maßnahmen der ersten Hilfe, insbesondere Wiederbelebung, durchzuführen.

Die Herzschule aus der Sicht des Psychologen

FRANK HÄNSEL

Stress und Leistungsstreben

Fast jeder Mensch kennt Situationen, in denen er sich beruflich oder privat überfordert fühlt und gereizt, hektisch, nervös oder niedergeschlagen reagiert – er ist gestresst. *Stress* bezeichnet einen Zustand der Anspannung und der Anpassungszwänge, die das innere Gleichgewicht stören. Man steht seelisch und körperlich unter Druck.

In Stresssituationen werden angeborene und gelernte Reaktionsmuster aktiviert, um die Anforderungen zu bewältigen. Der ursprüngliche, evolutionäre Sinn von Stressreaktionen hatte für den Urmenschen lebenserhaltende Funktion. Die reflexhafte Kraftentfaltung und -bereitstellung innerhalb von kürzester Zeit ermöglichte Angriff oder Flucht. Das wird auch als Alarmreaktion bezeichnet – nach dem Motto «Raufen oder Laufen».

Stressreaktionen treten in vier verschiedenen Bereichen auf:
*   kognitiv (geistige Vorgänge wie Denk- und Wahrnehmungsprozesse),
*   emotional (Gefühle, Stimmungen und Befindlichkeiten),
*   vegetativ-hormonell,
*   muskulär.

Stress ist also grundsätzlich ein lebenswichtiger Vorgang. Er fördert die Entwicklung neuer Leistungen und Fertigkeiten. Der Volksmund sagt: «Wer rastet, der rostet.» An den heutigen, modernen Menschen werden allerdings häufig Anforderungen gestellt, auf die eine reflexhafte Flucht- oder Angriffsreaktion sinnlos oder sogar schädigend wäre. Die Leistungen fallen dann schlechter aus, als es eigentlich sein müsste. Der «Blackout» (Gedankenleere) während einer Prüfung ist ein Beispiel für diese leistungsmindernde Wirkung von Stress. Die durch den Stress frei werdenden Energien können dann nicht genutzt werden. Sie müssen anderweitig abgebaut werden. Hat die Stresssituation nur eine kurze Dauer, sind die Auswirkungen solch einer Alarmreaktion unproblematisch. Bei Daueralarm kommt es jedoch zu Überforderungsreaktionen und Erschöp-

Beispiele für mögliche Stressreaktionen

kognitiv	emotional	vegetativ-hormonell	muskulär
• Konzentrationsmangel	• Gereiztheit	• Herzklopfen	• Weiche Knie
	• Nervosität	• Herzstiche	• Zittern
• Denkblockaden	• Verunsicherung	• Kloß im Hals	• Zucken
	• Ärger	• Trockener Mund	• Zähneknirschen
• Kreisende Gedanken	• Wut	• Kurzatmigkeit	• Verzerrtes Gesicht
	• Angst	• Engegefühl in der Brust	
• Gedankenleere	• Gefühlsstau		• Spannungskopfschmerz
• Gedanken der Überforderung		• Flaues Gefühl im Magen	• Rückenschmerzen
		• Schwitzen	• Fahrige Gestik
			• Starre Mimik
			• Fingertrommeln

fungszuständen. In diesem Fall ist das Zuviel an Stress leistungsmindernd *und* krankheitsfördernd.

Für eine optimale Leistungserbringung und eine gesunde Lebensführung kommt es auf die richtige Stressdosis an. Die in der Tabelle oben aufgeführten Beispiele für mögliche Stressreaktionen können als Signale genutzt werden, sofern sie frühzeitig erkannt werden. Ist das nicht der Fall, kann es in einem Aufschaukelungsprozess zu Überforderungsreaktionen kommen, die in allen vier Bereichen zu langfristigen negativen Veränderungen führen, z. B. zu Herz-Kreislauf-Beschwerden und zu einer Erhöhung des Infarkt- und Reinfarktrisikos. Anzeichen für die Überforderung bei überdosiertem und lang andauerndem Stress werden häufig mit einem Gefühl des «Burnout» (Ausgebranntsein) beschrieben: Vieles erscheint sinnlos, man ist permanent müde, verspannt und lustlos, man kann sich nur noch schlecht erholen und abschalten, alles wird einem zu viel, und man neigt zu Kurzschlussreaktionen «Der Tropfen, der das Fass zum Überlaufen bringt».

Stress wird von bestimmten Ereignissen ausgelöst. Alle Ereignisse, die als Anforderung, Bedrohung oder potenziell schädigend bewertet werden, bezeichnet man als *Stressoren*. Dies können kritische Lebensereig-

Beispiele zur Einschätung des Stressniveaus		
niedrig	*optimal*	*hoch*
• Unterforderung	• Herausforderung	• Überforderung
• Unwohlsein	• Spaß	• viel Stressreaktionen
• Langeweile	• wenig Stress-reaktionen	• Resignation
• geringe Motivation	• positive Anspannung	• Planlosigkeit
• schlechte Leistungen	• gute Leistungen	• schlechtere Leistungen
• Leichtsinnsfehler		• steigende Krankheits-anfälligkeit

nisse, etwa der Tod eines nahen Angehörigen, oder auch kleinere Misslichkeiten des Alltags sein, z. B. wenn die Straßenbahn vor der Nase davonfährt oder man Ärger mit dem Chef hat.

Neben der Häufigkeit, der Vielfalt, der Dauer und der Intensität von Stressoren ist die individuelle Bewertung der Ereignisse ausschlaggebend dafür, ob Stress erlebt wird oder nicht. Die Bewertung, ob ein Ereignis als nicht bewältigbar bzw. bedrohlich oder als bewältigbar bzw. nicht bedrohlich eingeschätzt wird, ist individuell unterschiedlich. Beispielsweise kann laute Musik als Belästigung und Lärm empfunden werden oder als Anregung und Lustgewinn. Oder eine Rede vor Publikum kann vom einen als Herausforderung, vom anderen jedoch als Bedrohung angesehen werden. Die Bewertung ist abhängig von den persönlichen Erfahrungen im Umgang mit diesen Ereignissen.

Für die Bewertung von Ereignissen als Stressoren und für die Bewältigung von Stress existieren zwei grundsätzliche Verhaltensmuster, das Typ-A- und das Typ-B-Verhalten. Ein wesentlicher Faktor bei der Entstehung von Herzinfarkten ist das so genannte *Typ-A-Verhalten*, das durch die folgenden Merkmale charakterisiert wird:
*   Ein intensives und anhaltendes Bestreben, selbst gesetzte, aber schlecht definierte Ziele zu erreichen.
*   Ein ausgeprägtes Wettbewerbsstreben und Konkurrenzdenken.
*   Ein anhaltendes Bedürfnis nach Anerkennung (und beruflichem Aufstieg).

- Die permanente Verstrickung in verschiedenartige Aufgaben, die in Zusammenhang mit Termindruck stehen.
- Die Neigung, körperliche und geistige Tätigkeiten in beschleunigter Weise durchzuführen.
- Eine außergewöhnliche geistige und körperliche Wachsamkeit.

Dagegen ist das *Typ-B-Verhalten* durch mehr Gelassenheit im Umgang mit Leistung und Stress gekennzeichnet. Diese Personen weisen kein übermäßiges Leistungsstreben, Konkurrenzdenken, Ungeduld, Perfektionismus, Hektik und Aggressionsbereitschaft auf. Für das Typ-A-Verhalten gibt es einige Metaphern, die in der Übersicht unten aufgeführt werden.

Metaphern für das Typ-A-Verhalten

Chronischer Hetzer

- Ihm läuft permanent die Zeit davon, er will in zu kurzer Zeit zu viel erreichen, ist aber nie zufrieden

Kampfbereiter Herausforderer

- Will immer gewinnen, sei es beim Sport oder bei einer harmlosen Diskussion

Effizienz-Fan

- Erlebt Schlange-Stehen und dicke, langatmige Bücher als qualvoll, Misserfolge werden anderen zugeschrieben

Einmannkapelle

- Will mit dem Akkordeon vor dem Bauch, der Mundharmonika an den Lippen, dem Schellenbaum auf dem Kopf, der Trommel auf dem Rücken und den Rasseln am Bein ein ganzes Orchester ersetzen

---

Da Personen mit dem Typ-A-Verhaltensmuster zunächst oft erfolgreich sind, bekommen sie viel Anerkennung für ihre Leistung. Das bestärkt sie in ihrem Verhalten. Im zwischenmenschlichen Bereich führen ihre Kämpfernatur, ihre Ungeduld und ihr Perfektionismus häufig zu Konflikten. Dadurch haben die Betroffenen das Gefühl, ganz auf sich gestellt zu sein und sich nur auf sich selbst verlassen zu können. Sie verspüren das Bedürfnis, es den anderen erst recht zu zeigen, noch strebsamer, leistungsorientierter usw. zu sein. Das Typ-A-Verhalten ist erlernt und kann durchaus verändert werden. Die Anerkennung und der Erfolg verhindern aber häufig die Einsicht in die Notwendigkeit einer Einstellungs- und Verhaltensänderung.

Depressive Stimmung, Angst und Ärger

Ein weiterer Faktor für die Entstehung von Krankheiten ist der Umgang mit den eigenen Gefühlen. Der Zusammenhang von Gefühlen und körperlichen Vorgängen ist in der Sprache geläufig. Wenn wir Gefühle ausdrücken wollen, beziehen wir uns oft auf das Herz:

* Ich habe mir ein Ereignis zu Herzen genommen.
* Da ist mir ein Stein vom Herzen gefallen.
* Das geht mir ans Herz.
* Das tue ich von Herzen gern.
* Das kommt von Herzen.
* Das Herz hat mir vor Aufregung bis zum Hals geklopft.
* Da hat mein Herz vor Freude einen Sprung gemacht.
* Da habe ich herzhaft gelacht.

In diesen Sprachwendungen drückt sich das Wissen um die enge Beziehung zwischen emotionalen und körperlichen Vorgängen aus. Es gibt eine Vielzahl von Gefühlen, von denen einige in der Übersicht auf der nächsten Seite aufgeführt werden. Gefühle können stark oder schwach ausgeprägt, lang andauernd oder kurzfristig, negativ oder positiv getönt sein.

Im Zusammenhang mit Herzerkrankungen finden sich häufig negative Gefühle. Das sind depressive Stimmung, Angst und Ärger. Die negativen Gefühle können zu körperlichen Beeinträchtigungen führen, etwa Beklemmungen und Engegefühle – es wird einem «eng ums Herz». Sind diese Gefühle längerfristig, kommt es unter Umständen zu weiteren körperlichen Veränderungen, etwa zu einer überdauernden Verengung der Herzkranzgefäße wie bei der Angina Pectoris.

Aber auch eine Herzerkrankung selbst löst Gefühle aus. So ist etwa der Herzinfarkt nicht nur körperlich ein einschneidendes Erlebnis. Das lebenswichtige und zentrale Organ Herz hat sich als unzuverlässig und verletzlich erwiesen, es hat «unvorhergesehen nicht mehr funk-

Gefühle, die den Körper beeinflussen

- Begeisterung, Freude, Erleichterung, Fröhlichkeit, Glück, Heiterkeit, Hochstimmung, Triumphgefühl, Übermut, Zufriedenheit
- Begehren, Erregung, Leidenschaft, Lust, Verlangen
- Dankbarkeit, Liebe, Verehrung, Wohlwollen, Zärtlichkeit, Zuneigung
- Überraschung, Verwunderung
- Mitgefühl, Mitleid, Rührung
- Heimweh, Sehnsucht
- Ungeduld, Unruhe
- Abneigung, Abscheu, Ekel, Schadenfreude, Verachtung, Widerwille
- Ärger, Aggressionslust, Gereiztheit, Groll, Hass, Trotz, Wut, Zorn
- Frustration, Kummer, Niedergeschlagenheit, Sorge, Trauer, Traurigkeit, Unlust, Verstimmtheit
- Reue, Scham, Verlegenheit
- Eifersucht, Neid
- Angst, Entsetzen, Furcht, Panik, Verzweiflung

tioniert», es hat «einen im Stich gelassen»; was vorher selbstverständlich war, ist nun ungewiss - die eigene körperliche Integrität und die Zukunft insgesamt. Die emotionale Bewältigung dieser existenziellen Krise ist nun ein zentrales Thema. Häufig werden dabei die folgenden Gefühlszustände beschrieben: Man fühlt sich ängstlich, depressiv, niedergeschlagen, einsam, verunsichert, traurig, besorgt, ärgerlich, wütend, zornig, kraftlos, hilflos, gekränkt, verletzt. Im Mittelpunkt stehen Befürchtungen und negative Erwartungen, das Gefühl der Bedrohung, der Hilflosigkeit und der Wertlosigkeit. Es tauchen Fragen auf wie: Kann ich dem Frieden trauen? Was bin ich noch wert? Was kann ich mir überhaupt noch zutrauen? Wie gehe ich mit Belastungen um?

Die *depressive Stimmung* steht für eine komplexe Gefühlslage: gedrückte, traurige Stimmung, geringes Selbstwertgefühl, Konzentrationsmangel, Aktivitätsminderung, Interessen- und Antriebsverlust, Entschlussunfähigkeit, Schlaflosigkeit, Appetit- und Libidominderung. Die depressive Stimmung ist durch Gefühle der Traurigkeit, der Hoffnungslosigkeit, Hilflosigkeit und Wertlosigkeit gekennzeichnet.

Aussagen über die Gefühlszustände depressive Stimmung, Angst und Ärger

Depressive Stimmung

Ich fühle mich durchgängig niedergeschlagen, traurig oder hoffnungslos.

Ich habe keinen Appetit mehr.

Ich leide unter innerer Unruhe.

Ich mache mir Selbstvorwürfe.

Ich fühle mich wertlos.

Ich bewege mich langsamer und spreche langsamer.

Ich leide an Schlafstörungen.

Ich kann mich nur schlecht konzentrieren.

Ich kann mich auch bei Alltäglichkeiten nur schwer entscheiden.

Ich verspüre kaum mehr sexuelles Verlangen.

Ich empfinde keine Freude mehr.

Angst

Mir ist zum Weinen zumute.

Ich bin nervös.

Ich bin beunruhigt

Meine Schwierigkeiten wachsen mir über den Kopf.

Ich fühle mich angespannt.

Ich bin bekümmert.

Es geht mir schlechter als anderen Leuten.

Ich bin verkrampft.

Ich mache mir Sorgen über mögliche Missgeschicke.

Ärger

Ich koche innerlich, wenn ich unter Druck gesetzt werde.

Ich werde schnell ärgerlich.

Ich werde böse, wenn ich etwas vergeblich mache.

Ich schlage auf alles ein, was mich wütend macht.

Ich bin schnell ungehalten.

Ich neige dazu, Leute anzufahren.

Ich kann es nicht leiden, wenn ich lange warten muss.

Ich fresse Dinge in mich hinein.

Ich bin schnell aufgebracht.

Wenn mir jemand zusetzt, revanchiere ich mich.

Angst bezeichnet eine unangenehm getönte Erregung im Zusammenhang mit tatsächlichen oder vorgestellten Bedrohungen. Es können Anspannungen, Besorgtheit, Nervosität und innere Unruhe auftreten. Ängstliche Personen empfinden häufiger Gefühle der Bedrohung und Gefährdung als weniger ängstliche Personen. Dies kann eher unabhängig von Situationen – sozusagen «freischwebend» – oder an bestimmte Situationen gebunden sein. Die häufigsten Angst auslösenden Situationen werden im Straßenverkehr, bei der Begegnung mit Fremden sowie bei unbekannten, neuartigen oder risikoreichen Gegebenheiten berichtet.

Unter *Ärger* wird die Tendenz verstanden, verschiedene Situationen als störend und frustrierend wahrzunehmen und mit einem Anstieg der Erregung zu reagieren. Dabei werden häufig Ungerechtigkeiten oder die Behinderung bzw. Blockierung von zielgerichteten Verhaltensweisen wahrgenommen. Es treten Gefühle der Spannung, Störung, Irritation und Wut auf. Dabei kann sich der Ärger gegen andere Personen oder Objekte richten, verbal oder als Handlung, direkt oder indirekt geäußert werden. Der Ärger kann aber auch im Inneren bleiben, er wird nicht geäußert oder unterdrückt. Außerdem unterscheiden sich Personen in der Fähigkeit, den Ausdruck von Ärger kontrollieren zu können. In der Übersicht auf Seite 43 werden einige Kennzeichen für depressive Stimmung, Angst und Ärger genannt.

Schutzfaktor Wohlbefinden

Das Gegenstück zu den Risikofaktoren Stress, depressive Stimmung, Angst und Ärger bildet der Schutzfaktor *Wohlbefinden*. Seelisches Wohlbefinden tritt auf, wenn positive Gefühle vorhanden sind, die sich als Zufriedenheit und «Sich-gut-Fühlen» umschreiben lassen. Wohlbefinden kann auf verschiedene Weise erreicht werden. So fühlt man sich wohl, wenn vitale Bedürfnisse befriedigt werden, etwa das Bedürfnis nach Essen und Trinken. Andere Bedürfnisse sind die nach Schutz und Wärme oder nach sexueller Aktivität. Diese Formen des Wohlbefindens haben zwar biologische Ursachen, sie sind aber darüber hinaus auch im zwischenmenschlichen Kontakt bei der Suche nach Nähe und Geborgenheit erlebbar.

Wohlbefinden tritt auch dann auf, wenn etwas aktiv unternommen wird und dabei ein Ziel zur eigenen Zufriedenheit erreicht wird. Freude und Stolz über die eigene Leistung erhöhen die positiven Gefühle. Wohlbefinden tritt auf, wenn etwas Unangenehmes, das innere Spannungen auslöst, umgangen wird, z. B. ein unnötiger Streit. Das Nachlassen des inneren Drucks, der Anspannung oder Angst wird als vergleichsweise angenehm erlebt. Davon ist allerdings ein Ausweichverhalten abzugrenzen, bei dem etwas vermieden wird, was zwar im Augenblick entlastet und daher als angenehm erlebt wird, aber längerfristig negative Folgen hat. Das kann ein Arztbesuch oder eine Aussprache mit dem Lebenspartner sein.

Während die bisher genannten Formen des Wohlbefindens eher das augenblickliche Befinden beschreiben, gibt es auch eine Form des Wohlbefindens, die eher langfristig angelegt ist. Sie ist als grundlegende Gestimmt heit aufzufassen, die unabhängig von der augenblicklichen Situation und den augenblicklichen Geschehnissen existiert. Dieses Wohlbefinden tritt auf, wenn über einen längeren Zeitraum positive Gefühle die negativen überwiegen und das in der Rückschau bewusst wird.

Regelmäßige körperliche Aktivität

Der Nutzen körperlicher Aktivität ist aus medizinischer und psychologischer Sicht unbestritten. In der Einführung in dieses Buch werden zur positiven Wirkung sportlicher Aktivität beispielhafte Aussagen von Teilnehmern einer Herzgruppe und die wesentlichen, wissenschaftlich fundierten Ergebnisse aufgeführt. Regelmäßige Bewegung und sportliche Aktivität bewirken eine Reduzierung von Stress, depressiver Stimmung, Angst und Ärger und eine Verbesserung des körperlichen und seelischen Wohlbefindens. Das ist aber nur möglich, wenn der Sport nicht mit den «alten Verhaltensmustern» betrieben wird.

Die Einsicht in die positive Wirkung sportlicher Aktivität reicht in der Regel nicht aus, um sich zu bewegen und Sport zu treiben. Ein Ergebnis vieler Befragungen ist, dass nur wenige Menschen Sport in ihren Lebensstil integrieren können und ein Leben lang regelmäßig sportlich aktiv sind. Viele beginnen immer wieder mit einer sportlichen Aktivität, geben aber nach einer anfänglichen Euphorie wieder auf. Und je mehr Versuche fruchtlos enden, desto frustrierender wird das Thema Sport. Es gibt viele Begründungen, die von Bewegung abhalten können, obwohl das schlechte Gewissen immer größer wird. In der Tabelle unten werden einige aufgeführt.

Begründungen, die von Bewegung abhalten

Ich habe keine Zeit.

Ich bin zu müde.

Ich bin erschöpft von der Arbeit.

Etwas anderes ist mir wichtiger.

Ich kann mich nicht aufraffen.

Ich bin nicht sportlich.

Ich habe Angst, mich zu blamieren.

Ich könnte mich überfordern.

Ich weiß nicht, ob die Bewegung meinem Herzen schadet.

Ich weiß nicht, wie ich das richtig mache.

Alleine habe ich keine Lust.

Diese Aussagen sind Anzeichen eines inneren Konflikts: Der Einsicht in die Notwendigkeit stehen die als unangenehm oder belastend empfundene Aktivität und weniger anstrengende Alternativen gegenüber. Gerade bei Stress, depressiver Verstimmung und Angst, wenn man die sportliche Aktivität am dringendsten benötigt, ist es nicht leicht, sich zu überwinden, da Erschöpfung und Unlust jede weitere Betätigung erst einmal zur Qual werden lassen.

Da die Aufnahme regelmäßiger sportlicher Aktivität nicht nach dem Motto «gesagt – getan» funktioniert, werden hier nachfolgend einige Anregungen zusammengestellt. Sie sollen dazu dienen, den Wunsch nach regelmäßiger sportlicher Aktivität Wirklichkeit werden zu lassen.

Zielsetzung

Setzen Sie sich ein klares Ziel: «*Wer den Hafen nicht kennt, in den er segeln will, für den ist kein Wind ein günstiger*» (Seneca). Die Ziele «körperlich fit sein» oder «sich etwas Gutes tun» sind zu abstrakt formuliert. Nehmen

Sie sich Zeit und entwickeln Sie eine lebhafte Vorstellung davon, wie es ist, ein bestimmtes Ziel zu erreichen: Wie wird das für mich sein? Woran merke ich, dass ich mein Ziel erreicht habe? Z. B. können Sie sich möglichst lebendig und bildhaft vorstellen, wie Sie mühelos ein Lauftraining absolvieren, dabei die Natur oder das Zusammensein mit anderen genießen und die Freude spüren, etwas für sich und Ihre Gesundheit getan zu haben. Lassen Sie das wie einen Film vor Ihrem inneren Auge ablaufen. Das geht besonders gut in einer entspannten Situation – beachten Sie das Entspannungsprogramm in diesem Buch (s. S. 175).

Durchführung
Die Formulierung eines Ziels sagt noch nichts über den Weg, auf dem das Ziel erreicht werden kann. So persönlich ein Ziel ist, so individuell sind die möglichen Wege dorthin. Bei der Durchführung sind deshalb einige Punkte zu beachten, die Sie bewusst einplanen sollten.

Auf dem Weg zu einem Ziel gibt es mehrere Etappen. Man sagt: «Eine Reise beginnt immer mit dem ersten Schritt.» Bei der Verfolgung eines Ziels besteht die Gefahr, dass das Ziel so unerreichbar erscheint, dass der erste Schritt gar nicht erst erfolgt. Bilden Sie deshalb Zwischenziele, in denen Sie konkret festlegen, mit welchem Umfang, mit welcher Intensität, wie häufig und in welcher Art Sie sportlich aktiv sein werden. Setzen Sie möglichst realistisch-optimistische Zwischenziele. Vor allem zu Beginn einer regelmäßigen sportlichen Aktivität ist die individuell richtige Belastung nicht leicht abzuschätzen. Versuchen Sie Ziele zu finden, die für Sie gut erreichbar sind, die Sie aber auch in adäquater Weise (heraus)fordern. Dazu werden Ihnen in den Kapiteln zu den einzelnen Programmen Anregungen gegeben.

Schaffen Sie Bedingungen, die zum Erleben von Spaß und Freude beitragen. Überlegen Sie, welche Hindernisse auftreten können und wie Sie Abhilfe schaffen können, von wem Sie Unterstützung bekommen können (z. B.: Wer könnte mitmachen?), wie Sie sich für das Erreichen von Zwischenzielen belohnen können und wie Sie mit Rückfällen umgehen wollen – denn es wird eine Weile dauern, bis die sportliche Aktivität zur Gewohnheit wird.

Überprüfung
Das Ziel und die Zwischenziele sind nicht nur bewusst danach zu überprüfen, ob zufrieden stellende Ergebnisse erzielt wurden. Es ist auch immer wieder zu beleuchten, ob das Ziel und vor allem die Art der Durch-

führung nicht zum Erleben von depressiver Stimmung, Angst und Ärger beitragen, möglicherweise weil das Anspruchsniveau zu hoch ist oder eine Überforderung befürchtet wird, oder ob sich vielmehr das Wohlbefinden verbessert, etwa indem das Selbstvertrauen durch die sportliche Aktivität gestärkt wird.

Die Herzschule aus der Sicht des Sportlehrers – Worauf Sie achten sollten!

HANS-DIETER KEMPF

«Was genutzt wird, entwickelt sich,
was ungenutzt bleibt, verkümmert»
Hippokrates, um 460 v. Chr.

Damit Ihr Bewegungstraining positive Wirkungen entfaltet, sollten Sie einige wichtige Grundsätze berücksichtigen.

Belastung und Belastbarkeit

Jede spezifische *Belastung (Beanspruchung)* des menschlichen Organismus führt zu einer spezifischen Wirkung. Biologische Grundlage dafür ist die naturgesetzliche Wechselbeziehung von organischer Form und Funktion.

Die *Anpassung des Organismus* erfolgt stufenweise. Zuerst wird eine Leistungssteigerung über Ökonomisierung, durch funktionelle Anpassungen erzielt. Erst dann führt eine Zunahme der Belastung zu Wachs-

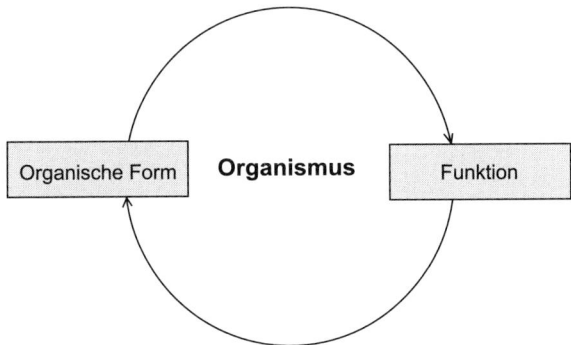

Die Qualität und Funktion eines Organs hängen neben seiner genetischen Bestimmung entscheidend von seiner funktionellen Belastung ab (Roux 1895)

tumsvorgängen und damit zu strukturellen Veränderungen des Organismus.[44] Für positive Anpassungserscheinungen und somit eine Leistungssteigerung sind also wiederholte, den Voraussetzungen angepasste Belastungen notwendig, die den Organismus fordern, aber nicht überfordern. Sind die Trainingsreize zu schwach und liegen sie unter einer minimalen Intensitätsschwelle, so bleiben sie wirkungslos oder haben gar leistungsabbauenden Charakter. Sind sie zu stark, kommt es zu einer Überlastung, die die Anpassungsfähigkeit des Organismus überfordert: «Untätigkeit schwächt, Übung stärkt, Überlastung schadet» (Sebastian Kneipp).

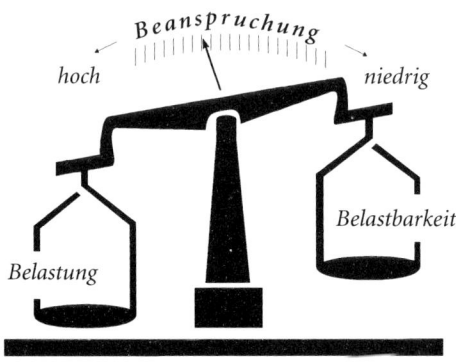

Die Leistungsanforderungen (Belastung) sollten im richtigen Verhältnis zum individuellen Leistungsvermögen (Belastbarkeit) stehen

Effekte unterschiedlicher Belastungsintensitäten	
Belastung zu schwach	Keine Wirkung, auf Dauer Abnahme der Leistungsfähigkeit
Belastung leicht	Anregung (Erhalt der Funktion)
Belastung mittel bis stark	Körperliche Anpassung (erhöhte Funktionsbereitschaft)
Belastung zu stark	Übertraining, Schädigung, Abnahme der Leistungsfähigkeit

Damit Sie Ihrem Körper etwas Gutes tun, ist eine leichte bis mittlere Anstrengung zu empfehlen. Die *Belastungsintensität* für ein gesundheitsorientiertes Bewegungstraining ist in der Übersicht auf S. 50 grau unterlegt (vgl. auch die Befindlichkeitsskala auf S. 57).

Vermeiden Sie auf jeden Fall Überlastungen, besonders für Ihr Herz-Kreislauf-System!

Belastung und Erholung

Der Wechsel zwischen Anspannung und Entspannung, Aktivierung und Regeneration, *Belastung* und *Erholung* ist ein Hauptprinzip des Lebens. Nur ein dynamischer Wechsel, die richtige Balance beider Aspekte, macht den menschlichen Organismus lebensfähig. Störungen dieses hochdifferenzierten Gleichgewichts wirken sich auf den Organismus negativ aus. Der optimale Wechsel zwischen Belastung und Erholung ist eine Voraussetzung für den Leistungszuwachs, d. h. für ein erfolgreiches Training. Ist die Erholungsphase zu lang, sinkt die Leistungsfähigkeit allmählich wieder auf das Ausgangsniveau ab. Folgen Trainingsreize zu schnell aufeinander, so kommt es zur Abnahme der Leistungsfähigkeit und zur Überlastung.

Wenn Sie mit Ihrem Bewegungsprogramm beginnen, sollten Sie die ersten Wochen dazu nutzen, sich langsam an die körperliche Aktivität zu gewöhnen. Lernen Sie, Ihre individuelle Leistungsfähigkeit einzuschätzen und sich damit auf das spätere Training vorzubereiten (Gewöhnungsphase).

Lassen Sie es langsam angehen!

Mit zunehmendem Leistungsniveau können Sie die Belastung behutsam steigern. Bevor Sie allerdings die *Belastungsintensität* steigern (z. B. durch die Erhöhung der Geschwindigkeit oder des Widerstandes), sollten Sie die *Belastungsdauer* und die *Belastungshäufigkeit* erhöhen. So hat der Organismus auf der jeweiligen Aktivitätsstufe hinreichend Zeit, sich an die Belastung anzupassen. Zudem verträgt Ihr Herz Umfangsänderungen besser als Intensitätsänderungen.

Belastungssteuerung

Sie sollten die Belastung während Ihres Trainings (Übens) individuell dosieren und kontrollieren. Hierzu dienen Ihnen Parameter wie die *Pulsfrequenz*, die *Atmung* und die *subjektive Einschätzung* als bewährte Hilfsmittel.

Möglichkeiten der Belastungssteuerung	
Pulsmessung	Der individuelle Trainingspuls sollte nicht überschritten werden.
Atmung	Sie sollten noch gleichmäßig atmen können (keine Pressatmung), Motto: «Laufen, ohne zu schnaufen».
Subjektives Belastungsempfinden	Sie sollten sich wohl fühlen. Die Belastung wird als mittel bis etwas anstrengend empfunden. Sie können sich beim Gehen oder Laufen noch unterhalten.

Die Pulsmessung

Der Puls entsteht durch das Pumpen des Herzens als Druckwelle in den Schlagadern. Die Pulsmessung geschieht durch ein Abtasten an der Handarterie oder der Halsschlagader (palpatorische Methode) oder mittels eines Pulsmessgeräts. Mit Hilfe der Pulsmessung kann bei dynamischen Ausdauerbelastungen die Kreislaufbelastung gesteuert werden, da eine lineare Beziehung zwischen Pulsfrequenz und Kreislaufbelastung besteht.

Messen Sie Ihren Puls!
Damit Sie die Möglichkeiten der Pulsmessung kennen lernen und ein Gefühl dafür bekommen, wie sich Ihre Herz-, bzw. Pulsfrequenz bei Belastungsveränderungen verhält, führen Sie die nachfolgend beschriebenen Tests durch. Tragen Sie die Ergebnisse in den Protokollbogen auf S. 54 ein.

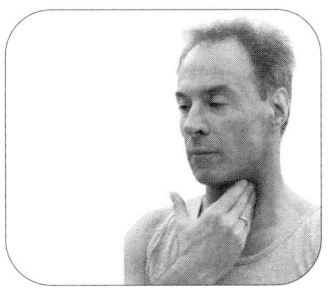

- *Messung des Carotispulses:* Halsschlagader neben dem Kehlkopf (seitlich am Hals, direkt unterhalb des Unterkieferknochens): Zeige-, Mittel- und Ringfinger auf die Halsschlagader legen

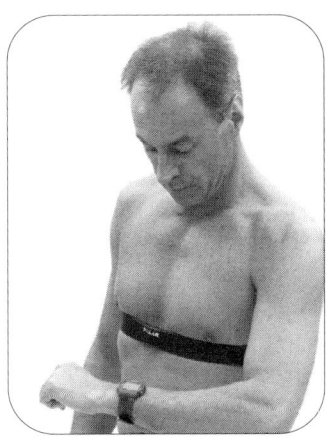

- *Pulsmessgerät:* Gerät an der Brust befestigen, Ablesen der Werte an der Pulsuhr am Handgelenk

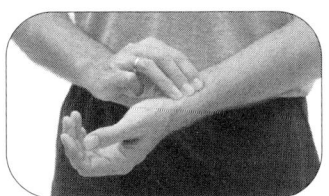

- *Messung des Radialispulses:* Handgelenk in Verlängerung zum Daumen: Zeige-, Mittel- und Ringfinger auf die Schlagader unterhalb des Daumens legen

- Wie hoch ist Ihr Puls in diesem Moment? Schätzen Sie. Nehmen Sie sich eine Uhr mit Sekundenzeiger zur Hand und zählen Sie die Pulsschläge. Vergleichen Sie die verschiedenen Methoden und tragen Sie die Werte in den Protokollbogen (1) ein.
- Notieren Sie Ihre Pulswerte bei verschiedenen Alltagsbelastungen im Protokollbogen (2).
- Beobachten Sie nun, wie sich der Puls bei Bewegung bzw. bei Entspannung verändert. Tragen Sie die Pulswerte in den Protokollbogen (3) ein.
  – Gehen Sie 30 Sekunden auf der Stelle.
  – Messen Sie Ihren Puls unmittelbar nach der Belastung (innerhalb der ersten 10 Sekunden, da der Puls am Belastungsende rasch abfällt), wenn möglich im langsamen Weitergehen.
  – Gehen Sie nun für 30 Sekunden etwas schneller. Messen Sie Ihren Puls wieder unmittelbar nach der Belastung.

- Lockern Sie Ihren Körper und wiederholen Sie die Pulsmessung nach 1 Minute und nach 3 Minuten nochmals.
- Legen Sie sich in eine entspannende Position und hören Sie dazu beruhigende Musik. Messen Sie nach der Entspannung erneut den Puls.

Protokollbogen zur Pulsmessung		
(1) Schätzen und ermitteln Sie Ihre Pulswerte!		
Puls geschätzt		.... Schläge pro Min.
Pulsschläge 60 Sekunden zählen		.... Schläge pro Min.
Pulsschläge 15 Sekunden zählen	Mit 4 multiplizieren	.... Schläge pro Min.
Pulsschläge 10 Sekunden zählen	Mit 6 multiplizieren	.... Schläge pro Min.
(2) Ermitteln Sie Ihre Pulswerte bei Alltagsbelastungen!		
Ruhepuls (morgens im Bett)		.... Schläge pro Min.
Gartenarbeit		.... Schläge pro Min.
Radfahren		.... Schläge pro Min.
Treppensteigen		.... Schläge pro Min.
...		.... Schläge pro Min.
...		.... Schläge pro Min.
(3) Ermitteln Sie Ihre Pulswerte bei körperlicher Belastung!		
Vor dem Gehen	Tagespuls (Ausgangspuls)	.... Schläge pro Min.
Nach 30 Sekunden Gehen	Belastungspuls	.... Schläge pro Min.
Nach 30 Sekunden schnell Gehen	Belastungspuls	.... Schläge pro Min.
Sofort nach der Belastung	Belastungspuls	.... Schläge pro Min.
1 Min. nach Ende der Belastung	Erholungspuls nach 1 Min.	.... Schläge pro Min.
3 Min. nach Ende der Belastung	Erholungspuls nach 3 Min.	.... Schläge pro Min.
Nach der Entspannung		.... Schläge pro Min.

Ruhepuls, Tagespuls, Erholungspuls

Direkt nach dem Aufstehen messen Sie den *Ruhepuls*. Er sollte bei einem Erwachsenen etwa 60 bis 80 Schläge pro Minute betragen. Der *Tagespuls* liegt in der Regel um einige Schläge höher. Er kann sich auch ohne körperliche Aktivität erhöhen, z. B. bei Nervosität, Hitze, hoher Luftfeuchtigkeit, aber auch bei Kälte oder nach dem Kaffeetrinken. Mit dem *Belastungspuls*, dem während oder direkt nach der Belastung gemessenen Puls, erhalten Sie Aufschluss über die Intensität der Belastung. Der *Erholungspuls* gibt Aufschluss über Ihren Trainingszustand. Bei einer guten Erholungsfähigkeit des Körpers sinkt die Pulsfrequenz in den ersten Minuten nach der Belastung rasch ab, beim Untrainierten dagegen recht langsam.

Die Messung des Pulses durch Abtasten, die so genannte palpatorische Pulsmessung, ist nicht immer ganz unproblematisch. Gerade Schwierigkeiten bei der Wahrnehmung des Pulses oder die Messung nach (und nicht während) der Belastung können dazu führen, dass die ermittelte Pulsfrequenz von der tatsächlichen Pulsfrequenz abweicht. Das führt zumeist zu einer Unterschätzung der tatsächlichen Belastung. Wenn Sie regelmäßig Ihren Puls messen, möchten wir Ihnen deshalb die Benutzung eines Pulsfrequenzmessgeräts empfehlen. Achten Sie dabei auf eine Zertifizierung als Medizinprodukt.

Trainingspuls

Wichtigste Kenngröße für Ihre Belastung beim Üben oder Trainieren ist der vom Arzt durch die Belastungsdiagnostik (Belastungs-EKG) festgelegte individuelle *Trainingspuls* (Trainingsherzfrequenz). Er berücksichtigt Ihre kardiale Problemsituation und Ihre Belastbarkeit. Je höher dabei die maximale Belastungsintensität, desto höher ist in der Regel auch der absolute Trainingspuls. Er beträgt in der Regel etwa 75 bis 80 Prozent der maximal erreichbaren Herzfrequenz. Fragen Sie Ihren Arzt nach Ihrem Trainingspuls, also der Herzfrequenz, mit der Sie sich im Training maximal belasten dürfen.

Ihr Trainingspuls (Datum: ....) .... *Schläge pro Minute*
Um kardiale Überlastungen zu vermeiden, sollten Sie den vom Arzt ermittelten
Trainingspuls keinesfalls überschreiten!

Achtung: Sollten Sie sich bei Ausdauerbelastungen vor Erreichen des Trainingspulses unwohl fühlen, so reduzieren Sie die Belastung oder beenden Sie das Training.

Ist die Herzfrequenzregulation durch die Einnahme von Medikamenten (z. B. Betablockern) verändert, so sollten Sie die Belastung zusätzlich auch über die Atmung oder das subjektive Belastungsempfinden (mit Hilfe der Befindlichkeitsskala auf S. 57) steuern. Diese Art der Belastungssteuerung ist auch bei eher statischen Übungen (Gymnastik, Kräftigungsübungen) hilfreich. Denn je höher der statische Anteil der Muskelarbeit ist, desto weniger geben Pulsmessungen die aktuelle Kreislaufsituation wieder. Hier ist sogar zu beachten, dass ein höherer statischer Anteil der körperlichen Aktivität zu einem Blutdruckanstieg führt, der bei gleicher Herzfrequenz eine größere Herzarbeit und damit auch einen erhöhten Sauerstoffbedarf mit sich bringt. Also Vorsicht vor starken körperlichen Belastungen durch Heben, Tragen oder Üben mit hohen Gewichten und Widerständen!

Atmung und subjektives Belastungsempfinden

Die Pulsmessung ist für Sie das wichtigste Instrument zur Selbstkontrolle und zur Einschätzung körperlicher Belastungen im Sport und im Alltag. Ein weiteres wichtiges Beurteilungskriterium ist die *Atmung*, da sie ebenfalls über das Stoffwechselgeschehen gesteuert wird. «Laufen, ohne zu schnaufen» ist hier die bekannte Empfehlung. Auf jeden Fall sollten Sie sich während der Belastung noch unterhalten können. Beim Laufen bieten sich zur Kontrolle auch der 4-Schritt-Rhythmus (4 Schritte Einatmen, 4 Schritte Ausatmen) und die Nase-Mund-Atmung (Einatmen durch die Nase, Ausatmen durch den Mund) an.

Bei der Einschätzung Ihres *subjektiven Belastungsempfindens* im Training hilft Ihnen die Befindlichkeitsskala von Borg (1962), die den subjektiv empfundenen Anstrengungsgrad anhand einer standardisierten Tabelle charakterisiert.

Befindlichkeitsskala[7]	
Wert	**Subjektives Belastungsempfinden**
06	*Überhaupt keine Anstrengung*
07	*Extrem leicht*
08	
09	
10	
11	*Leicht*
12	
13	*Etwas schwer*
14	
15	*Schwer*
16	
17	*Sehr schwer*
18	
19	*Extrem schwer*
20	*Größtmögliche Anstrengung*

Die Werte entsprechen bei Ausdauerbelastungen der ungefähren Herzfrequenz dividiert durch 10. Eine Belastung, die die Herzfrequenz auf 130 Schläge pro Minute ansteigen lässt, wird meist als «etwas schwer» oder «etwas anstrengend» empfunden. Die Werte 11 bis 14 auf der Befindlichkeitsskala signalisieren in der Regel den optimalen Trainingsbereich.

Sie sollten sich so belasten, dass Sie die Anstrengung als leicht bis etwas schwer empfinden.

Merkmale der Überlastung

Wenn die Belastung zu hoch ist, sendet der Körper Signale wie z. B. ein übermäßiges Erröten der Haut, ein weißes Mund-Nasen-Dreieck, abnormes Schwitzen, kalten Schweiß, eine zu hohe Atemfrequenz, ungeregelte Bewegungsausführung, Brennen in der Muskulatur, ein Gefühl der Erschöpfung oder allgemein Schmerzen (insbesondere Herzschmerzen oder plötzlicher Brustschmerz). Achten Sie auf diese Zeichen!

Merkmale für unterschiedliche Belastung und Ermüdung[55]
Der für Sie angemessene Belastungsbereich ist grau unterlegt.

Merkmale	Geringe Belastung	Mittlere Belastung	Starke Belastung
Hautfärbung	Leichte Rötung	Starke Rötung	Sehr starke Rötung oder auffallende Blässe
Atmung	Leicht beschleunigt, gleichmäßig	Beschleunigt, teilweise durch den Mund	Stark beschleunigt, durch den Mund
Bewegungsverhalten	Sichere Ausführung der Technik	Unbedeutende Störungen bei Bewegungen mittlerer Geschwindigkeit	Beginnende Häufung von Fehlern, nachlassende Genauigkeit, Verschlechterung der Reaktionen
Konzentration	Volle Aufmerksamkeit, gute Aufnahme von Anweisungen	Ungenaue Ausführung von Anweisungen	Unaufmerksamkeit, verzögerte Ausführung von Anweisungen
Befinden/ Stimmung	Keine Beschwerden, gehobene Stimmung	Mäßige Müdigkeit, sonst gutes Befinden	Klagen über Müdigkeit, Auftreten von Beschwerden

Optimale Trainingsbelastung

Der Umfang einer *Trainingsbelastung* (Trainingsquantität) wird durch Parameter wie Trainingsintensität, Trainingsdauer und Trainingshäufigkeit beschrieben.

Die *Trainingsintensität* gibt die prozentuale Intensität der Belastung im Verhältnis zur maximalen individuellen Leistungsfähigkeit an und ist damit eine relative Größe. Für Ausdauerbelastungen werden, wenn keine Kontraindikationen vorliegen, etwa 60 bis 70 Prozent der maximalen Leistungsfähigkeit als optimal angesehen, bei ungeübten Anfängern oder Patienten, deren Belastbarkeit deutlich unter ihrer Leistungsgrenze liegt, etwa 50 Prozent.[28] Die Steuerung erfolgt bei normaler Regulation der Herzfrequenz über die Pulsfrequenz während der Belastung (siehe S. 52).

Vergleich der Befindlichkeitsskala mit Werten der relativen Intensität [5]		
Wert	Subjektives Belastungs-empfinden	Relative Intensität
< 10	Sehr leicht	< 30 Prozent
10–11	Leicht	30–49 Prozent
12–13	Etwas schwer	50–74 Prozent
14–16	Schwer	75–84 Prozent
> 16	Sehr schwer	> 85 Prozent

In der Gymnastik ist die Belastungsdosierung schwieriger als im Ausdauertraining, da die Intensität einer Übung von vielen unterschiedlichen Faktoren abhängt. Die Intensität einer Übung wird höher, wenn Sie die Bewegungsgeschwindigkeit erhöhen, mehr Muskelmasse einsetzen, die Hebel vergrößern oder die Kraftbeanspruchung erhöhen.

Versuchen Sie zu Beginn Ihres Übungsprogramms immer, die Intensität der Übungen niedrig zu halten. Auch bei gymnastischen Übungen erfolgt die Erhöhung der Trainingsbelastung zuerst über die Umfangserhöhung und erst dann über die Intensitätserhöhung.

Faktoren zur Modifikation der Intensität von gymnastischen Übungen [4]		
-	*Intensität*	+
Langsam	*Bewegungsgeschwindigkeit*	Schnell
Kurz	*Belastungsdauer*	Lang
Klein, z. B. ein Arm	*Muskelmasse*	Groß, z. B. Beine, Ganz-körper
Klein, z. B. ge-beugte Arme anheben	*Hebel*	Groß, z. B. gestreckte Arme anheben
Klein, z. B. Schulterkreisen	*Bewegungsamplitude*	Groß, z. B. Armkreisen
Klein, z. B. Liege-stütz an der Wand	*Kraftbeanspruchung*	Groß, z. B. Liegestütz am Boden
Einfach, z. B. Bein-bewegung	*Bewegungsausführung*	Komplex, z. B. Arm- und Beinbewegung kombiniert
Stabil, z. B. Zwei-beinstand	*Ausgangsstellung*	Instabil, z. B. Einbeinstand

Die *Trainingsdauer* gibt den zeitlichen Umfang an. Die *Trainingshäufigkeit* kennzeichnet die durchgeführten Trainingseinheiten pro Tag, Woche, Monat oder Jahr. Da körperliche Aktivität Energie verbraucht, wird die Trainingsbelastung häufig auch in Energieeinheiten (Kilokalorien) angegeben. Koronare Herzpatienten, die durch sportliche Aktivitäten ein Jahr lang durchschnittlich 2200 kcal pro Woche (5 bis 6 Stunden körperliche Bewegung pro Woche) verbrauchten, zeigten Anzeichen einer sich rückbildenden Arteriosklerose der Herzkranzgefäße, während Probanden mit einem wöchentlichen Energieumsatz von 1500 kcal weder ein Fortschreiten noch eine Verbesserung zeigten. Um die positiven Wirkungen dann über Jahre aufrechtzuerhalten, scheinen danach auch geringere Energieumsätze auszureichen: 4 Stunden moderates aerobes Training pro Woche mit einem durchschnittlichen Energieverbrauch von 1800 kcal pro Woche.[25, 57] Dies entspricht in etwa auch den Werten, bei denen sich ein Minimum an Herzinfarkterkrankungen bzw. Infarkttoden zeigte: bei einem täglichen Kalorienverbrauch von 300 bis 400 Kilokalorien, d. h.

bei einem Dauerlauf von 30 bis 40 Minuten oder einem flotten Spaziergang von etwa 90 Minuten.[61]

Doch nicht nur sportliche Aktivitäten verbrauchen Energie, sondern auch körperliche Tätigkeiten des Alltags wie z. B. Einkaufen gehen, Treppensteigen, Gartenarbeit und Hausarbeit. Ein Teil der angegebenen Kalorien lassen sich damit leicht abdecken. Wer sich im Alltag also viel bewegt, kann den notwendigen Energieverbrauch durch Sport etwa halbieren.[71] Auch kürzere Belastungszeiten scheinen dabei sinnvoll zu sein und über den Tag verteilt einen ähnlichen gesundheitlichen Effekt zu haben wie eine längere Zeit am Stück.[11, 28] Es ist günstiger, wenn Sie Ihr Ausdauerprogramm zusätzlich durch ein Gymnastikprogramm ergänzen, welches die Schulung der Koordination, der Beweglichkeit und der Kraft der wichtigsten Muskelgruppen umfasst.

Planmäßig Üben und Trainieren

Planung Ihres Übungs- bzw. Trainingsprogramms

Bauen Sie Ihr Übungs- und Trainingsprogramm behutsam auf, um Ihren Körper schrittweise an die Belastungen zu gewöhnen. Nehmen Sie sich die ersten vier bis zehn Wochen Zeit zur Gewöhnung und Anpassung: Üben Sie dabei mit geringer Intensität. Die darauf folgenden Monate dienen zur Gewöhnung an Ausdauerbelastungen und zur Verbesserung der motorischen Eigenschaften Koordination, Beweglichkeit und Kraft. In den anschließenden Jahren geht es überwiegend um die Stabilisierung und Verbesserung der Belastbarkeit, das Erlernen und Ausüben von neuen oder schon früher gelernten Freizeitsportarten sowie die Durchführung von Aktivurlauben.

In Abhängigkeit von der individuellen körperlichen Belastbarkeit sind einige der genannten Inhalte nur bedingt oder eingeschränkt möglich. So wird z. B. bei Personen mit einer Belastbarkeit von unter 1 Watt pro kg ein Ausdauertraining in Form von Laufen durch Gehen und gymnastische Übungen ersetzt. Sprechen Sie darüber mit Ihrem Arzt.

Kurz-, mittel- und langfristige Planung der Übungs- und Trainingseinheiten			
Phase	Gewöhnungsphase	Aufbauphase	Stabilisations-phase
Dauer	1–3 Monate	Mehrere Monate bis ein Jahr	Mehrere Jahre
Schwer-punkte und Inhalte	Körperwahrnehmungs-übungen	Körperwahrnehmungs-übungen	
	Lockerungs-übungen	Lockerungs-übungen	Lockerungs-übungen
	Koordinationsübungen	Koordinationsübungen	Koordinations-übungen
	Dehnübungen	Dehnübungen	Dehnübungen
	Leichtes Muskeltraining	Kräftigungsübungen	Kräftigungs-übungen
	Geh- und Laufschule, Gehen	Gehen, Walking (< 1 Watt pro kg)	Ausdauertraining (< 1 Watt pro kg forciertes Gehen)
	Entspannungsübungen	Entspannungsübungen	Entspannungs-übungen
			Freizeitsportarten
			Aktivurlaube

Aufbau einer Übungs- bzw. Trainingseinheit

Beginnen Sie jede Übungs- bzw. Trainingseinheit mit einem kurzen Aufwärmprogramm. Danach können Körperwahrnehmungs-, Koordinations- und Muskelkräftigungsübungen folgen, bevor Sie mit einem Geh- (speziell für wenig belastbare Patienten) oder Ausdauertraining beginnen. Beenden Sie das Programm mit Dehn- und Entspannungsübungen. Zwischendurch lockern Sie Ihre Muskeln und Gelenke.

Günstig ist es, wenn Sie so oft wie möglich im Freien üben. Nach dem Aufwärmen führen Sie ein gymnastisches Übungsprogramm im Stehen durch. Im Anschluss an ein ausführliches Ausdauerprogramm lockern und dehnen Sie Ihre Muskeln.

Aufbau einer häuslichen Übungs- bzw. Trainingseinheit von etwa 60 Minuten		
Übungselemente	Dauer (Min.)	Seite
1. Aufwärmübungen, z.B. Gehen, Laufen	10	108 ff.
2. Koordinationsübungen	5	132 ff.
3. Muskeltraining, z.B. Übungen alleine, mit Gerät	15	138 ff.
4. Ausdauerschulung, z.B. Gehen auf der Stelle (für Personen unter 1 Watt/kg) Laufen auf der Stelle oder Aerobic (für Personen ab 1 Watt/kg)	10	108 ff.
5. Beweglichkeitsübungen, z.B. Dehnübungen, Mobilisationsübungen, Lockern	10	115 ff.
6. Entspannungsübungen	10	183 ff.

Die hier beispielhaft vorgestellten Übungseinheiten zu Hause oder im Freien können Sie selbstverständlich nach Ihren Vorlieben verändern. Sie sollten aber auf ein vielseitiges Üben achten. Wenn Sie an einer Herzgruppe teilnehmen, besprechen Sie Ihr Übungsprogramm mit dem Übungsleiter und dem Arzt.

Aufbau einer Übungs- bzw. Trainingseinheit im Freien von etwa 60 Minuten		
Übungselemente	Dauer (Min.)	Seite
Gehen, Laufen	10	112 ff.
Gymnastik, z.B. mit Stock, an einem Baum, mit Thera-Band	15	152 ff.
Ausdauerschulung, z.B. Gehen (für Personen unter 1 Watt/kg), Walking oder Laufen (für Personen ab 1 Watt/kg)	10–25 (oder länger)	76 ff.
Dehnübungen, Lockern	10	115 ff.

Überprüfung des motorischen Zustandes

Als Herzpatient sollten Sie vor der Aufnahme eines Bewegungsprogramms durch Ihren Arzt Ihre individuelle kardiale Belastbarkeit bestimmen lassen. Zwei einfache Funktionstests[6] geben Ihnen darüber hinaus Hinweise über Ihren allgemeinen motorischen (Fitness-)Zustand. Diese Tests helfen Ihnen, funktionelle Defizite und Erfolge Ihres Bewegungsprogramms zu erkennen. Es handelt sich nicht um klassische Leistungstests, die nur in Absprache mit dem Arzt durchgeführt werden sollten. Sie werden einige der Übungen auch im Gymnastikprogramm wieder finden.

Achtung: Lassen Sie Leistungs- und Wettkampfgedanken nicht aufkommen! Es geht bei diesen Tests nicht darum, sich mit anderen Herzpatienten zu messen. Nehmen Sie den Test so, wie er ist. Entweder zeigt er Ihnen Defizite, die Sie mittel- und langfristig beheben können, oder er zeigt Ihnen, dass Sie auf dem richtigen Weg sind.

Der erste Test, der motorische Risikotest, dient dazu, erhebliche Leistungsdefizite und schwer wiegende funktionelle Einschränkungen zu erkennen. Sollten Sie eine oder mehrere Aufgaben auch nach mehrmaligem Ausprobieren nicht beherrschen, so ist eine ärztliche Abklärung und eine physio- oder bewegungstherapeutische Behandlung zur Behebung der Defizite angeraten.

Motorischer Risikotest für Ältere und Untrainierte

1. *Testung Beweglichkeit:* Setzen
   Sie sich auf einen Stuhl und beugen Sie sich nach vorne. Können
   Sie sich so weit abbeugen, dass
   Sie mit den Händen den Boden
   erreichen?

   ( )   ( )
   ja   nein

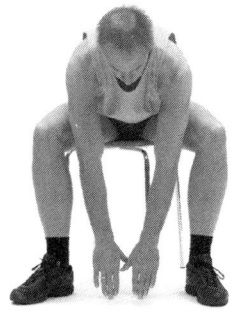

2. *Testung Beinkraft:* Setzen
   Sie sich auf einen Stuhl und
   verschränken Sie die Arme vor
   dem Körper. Können Sie auf
   einem Bein sicher aufstehen
   (rechts und links)?

      ( )   ( )
      ja   nein

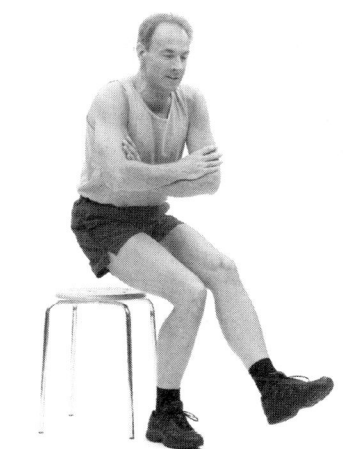

3. *Testung Koordination:* Stehen Sie
   auf einem Bein. Können Sie 15 Sekunden
   sicher stehen (rechts und links)?

      ( )   ( )
      ja   nein

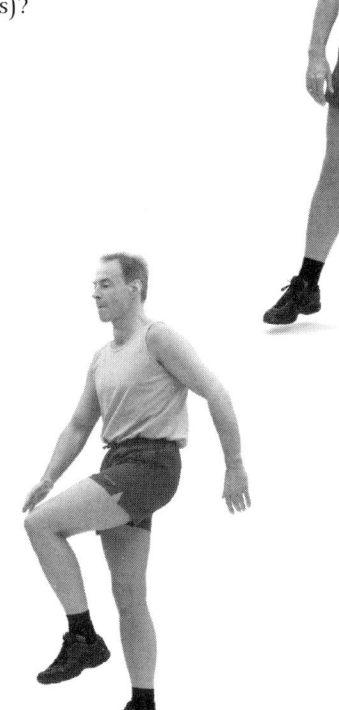

4. *Testung Ausdauer:* Marschieren Sie auf der Stelle.
   Heben Sie die Knie so hoch,
   dass Sie mit der gegenüberliegenden Hand das Knie
   berühren können. Können
   Sie 2 Minuten marschieren,
   ohne zu stark aus der Puste
   zu kommen (kurze Atmung
   oder Atemnot)?

      ( )   ( )
      ja   nein

Der zweite Test ist schon anspruchsvoller. Er zeigt Ihnen, ob Sie allgemeine Leistungseinschränkungen und funktionelle Defizite besitzen, die besonders dann relevant werden können, wenn Sie regelmäßig Sport treiben möchten. Bevor Sie mit dem Test beginnen, sollten Sie sich einige Minuten aufwärmen (s. S. 80).

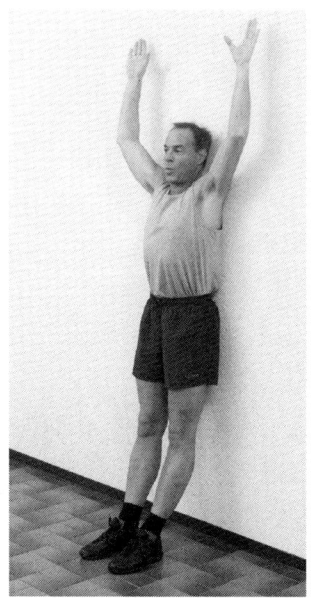

Funktionsorientierter Test

1. *Testung Schulterbeweglichkeit:* Stellen Sie sich mit dem Rücken im Abstand von etwa $1\frac{1}{2}$ Fußlängen an eine Wand. Gesäß, Rücken und Kopf haben Kontakt zur Wand. Können Sie die Hände der gestreckten Arme über Kopf an die Wand führen, ohne dass Sie mit dem Gesäß den Kontakt zur Wand verlieren?

( )   ( )
ja   nein

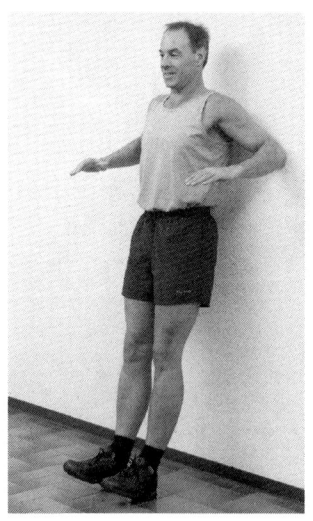

2. *Testung Schulterkraft:* Stellen Sie sich mit dem Rücken im Abstand von etwa $1\frac{1}{2}$ Fußlängen an eine Wand. Winkeln Sie die Unterarme an und legen Sie die Oberarme leicht abgespreizt an die Wand. Spannen Sie die Rumpfmuskulatur an. Können Sie sich 10 Sekunden lang mit den Ellbogen von der Wand wegdrücken, sodass sich die Schulterblätter von der Wand entfernen?

( )   ( )
ja   nein

3. *Testung Dehnfähigkeit der hinteren Ober-*
   schenkelmuskulatur: Setzen Sie sich auf
   einen Stuhl und fassen Sie einen Fuß
   (rechts und links nacheinander) mit beiden
   Händen. Können Sie das Bein strecken und
   mindestens 5 Sekunden lang gestreckt
   halten?

   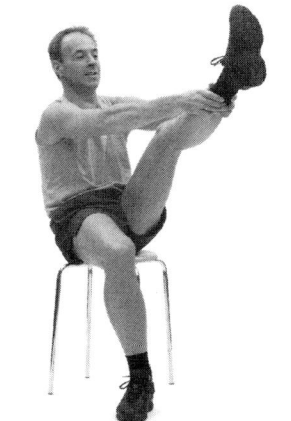

   ( )   ( )
   ja   nein

4. *Testung Bauchmuskelkraft:*
   Winkeln Sie in Rückenlage Ihre Beine
   an und stellen Sie die Fußsohlen ganz
   auf den Boden. Können Sie sich ohne
   Schwung aufrichten? Atmen Sie beim
   Aufrichten ganz bewusst aus.

   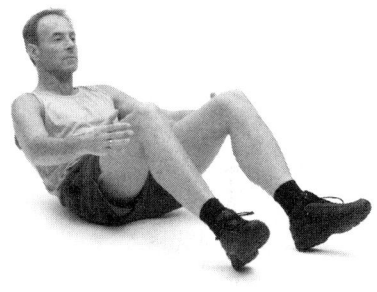

   ( )   ( )
   ja   nein

   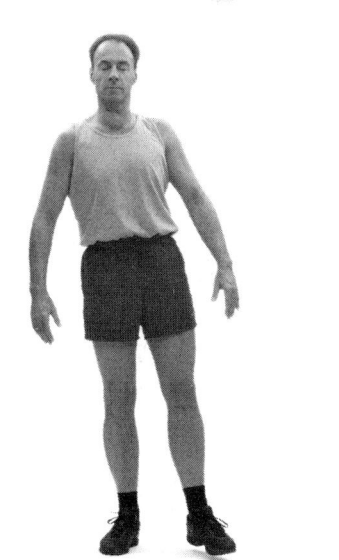

5. *Testung Gleichgewicht:* Können Sie
   15 Sekunden lang mit geschlossenen Augen
   auf dem rechten (linken) Bein stehen?

   ( )   ( )
   ja   nein

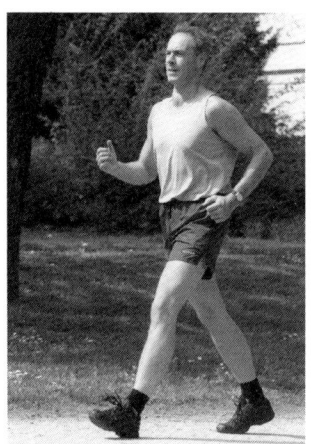

6. *Testung der Ausdauer (Walking-Test):*
Versuchen Sie, eine 2-km-Strecke (günstig
sind 5 Runden auf der 400-m-Bahn) in möglichst kurzer Zeit zurückzulegen. Gehen Sie
mit forciertem Armeinsatz. Sie dürfen dabei
nicht wie beim Laufen beide Füße vom
Boden lösen. Achten Sie darauf, dass Sie
Ihren Trainingspuls nicht überschreiten,
achten Sie auf mögliche Zeichen von Überlastung.

Vergleichen Sie Ihre Zeit mit den Durchschnittszeiten der folgenden Tabelle. Bessere Ergebnisse sind überdurchschnittlich, schlechtere sind un-
terdurchschnittlich.

Zu Ihrer Orientierung: In Testanwendungen mit Wiedereinsteigern
und Senioren betrug der Lösungsprozentsatz für die einzelnen Tests im
Durchschnitt 54 Prozent bei den Männern und 59 Prozent bei den
Frauen.[5]

Walking-Test: Bewertung der Walking-Zeit für Männer und Frauen[5]		
Alter	Männer	Frauen
	Durchschnittsbereich	Durchschnittsbereich
20	15:15–13:45	17:15–15:45
25	15:30–14:00	17:22–15:52
30	15:45–14:15	17:30–16:00
35	16:00–14:30	17:37–16:07
40	16:15–14:45	17:45–16:15
45	16:30–15:00	17:52–16:22
50	16:45–15:15	18:00–16:30
55	17:00–15:30	18:07–16:37
60	17:15–15:45	18:15–16:45
65	17:45–16:15	18:30–17:00
70	18:15–16:45	18:45–17:15

Bewegung, Körpergewicht und Ernährung

Mit jeder Bewegung sorgen Sie für eine Aktivierung des Stoffwechsels, die abhängig von der Intensität auch nach Beendigung der Belastungsphase noch anhält. Damit geht ein erhöhter Kalorienverbrauch einher, was sich positiv auf Ihre Energiebilanz auswirkt. Das ist interessant, wenn Sie abnehmen wollen. Wie viel Energie Sie während einer bestimmten körperlichen Aktivität verbrauchen, hängt von der Intensität, der Dauer, der Regelmäßigkeit und von Ihrem Körpergewicht ab.

Ungefährer Kalorienverbrauch (Kilokalorien) pro 10 Minuten körperlicher Aktivität in Abhängigkeit vom Körpergewicht (nach Buskirk 1989)					
Tätigkeit	55–60 kg	65–70 kg	80 kg	90 kg	110– 115 kg
Sitzen	10	12	14	16	20
Hausarbeit	34	41	47	53	68
Treppenaufsteigen	146	175	202	229	288
Gehen (3 km/h)	29	35	40	46	58
Gehen (6 km/h)	52	62	72	81	102
Joggen (10 km/h)	90	108	125	142	178
Laufen (12 km/h)	118	141	164	187	232
Radfahren (10 km/h)	42	50	58	67	83
Radfahren (20 km/h)	89	107	124	142	178
Tanzen mäßig	35	42	48	55	69
Tanzen intensiv	48	57	66	75	94
Golf	33	40	48	55	68
Skilanglauf	98	117	138	158	194

Kommt es darüber hinaus durch regelmäßiges Training auch zu einer Zunahme an Muskelmasse, so steigt damit automatisch Ihr Grundumsatz, die Energiemenge, die Ihr Körper in Ruhe benötigt. Der Grund liegt in der höheren Stoffwechselaktivität des aktiven Muskelgewebes (fettfreie Masse) im Vergleich zum Fettgewebe. Sie haben somit eine weitere strategische Möglichkeit, um Ihren Stoffwechsel auf natürliche Weise anzukurbeln. Sollten Sie eine fettreduzierte Diät durchführen, hilft Ihnen das körperliche Training zusätzlich, einen Abbau der fettfreien Masse und somit eine Verringerung des Grundumsatzes zu verhindern bzw. zu minimieren.

Body-Mass-Index (BMI)

Aus den großen Risikofaktoren-Studien ist das verhängnisvolle Zusammenspiel von Übergewicht, Diabetes, überhöhtem Blutfettspiegel und Bluthochdruck, auch «metabolisches Syndrom» genannt, und einem erhöhten Risiko für Herz-Kreislauf-Erkrankungen bekannt. Je mehr Sie wiegen, desto mehr muss Ihr Herz arbeiten, um den Körper ausreichend zu versorgen. Aufschluss darüber, ob Sie unabhängig von Größe, Alter und Geschlecht zu viel wiegen, gibt Ihnen der Body-Mass-Index (BMI).

Ermitteln Sie Ihren Body-Mass-Index!
*   Messen Sie Ihr Körpergewicht und Ihre Körpergröße.
*   Berechnen Sie Ihren Body-Mass-Index, indem Sie Ihr Körpergewicht durch Ihre Körpergröße zum Quadrat dividieren (Beispiel: BMI = 65 kg / 1,70 m × 1,70 m = 22,5 kg / m^2).

BMI (Datum ....):   .... kg/ ... m x ... m = ... kg/m²

*   Vergleichen Sie Ihren BMI-Index anhand folgender Tabelle.

Beurteilung der Werte des Body-Mass-Index (BMI)		
BMI – Werte [27, 10]	kg / m²	Beurteilung
Untergewicht	< 20	Zu wenig, unter 18 extrem wenig
Normalgewicht	20 – 24,9	Gesundheitlich sicherer und optisch zufrieden stellender Bereich
Übergewicht	25 – 29,9	Leichtes Übergewicht, Gewichtsreduktion ist bei Ernährungsstörungen angesagt
adipös (fettleibig)	30 – 39,9	Abnehmen ist anzuraten
massiv, extrem	≥ 40	

Es hat sich gezeigt, dass man trotz Übergewicht gesund und lange leben kann – vorausgesetzt, man hält sich fit. Allerdings sind schon bei einem leichten Übergewicht (BMI: 25–29,9) Behandlungsmaßnahmen angezeigt, wenn übergewichtsbedingte Gesundheitsstörungen, ein stammbetontes Fettverteilungsmuster oder Erkrankungen vorliegen, die durch Übergewicht verschlimmert werden[84].

Häufig bedeutet hohes Gewicht auch einen hohen Körperfettanteil. Dies ist dann vor allem ein gesundheitliches Problem. Denn ein erhöhter Körperfettanteil steigert das Risiko für Herz-Kreislauf-Erkrankungen und Stoffwechselstörungen beträchtlich. Mit einer Bestimmung Ihres Körperfettanteils gehen Sie der Frage nach, ob Sie relativ zu Ihrem Körpergewicht zu viel Fett mit sich herumtragen. In der Regel wird dazu mit einer so genannten «Speckzange» die Hautfaltendicke gemessen (Caliper-Methode), das Gewebe «durchleuchtet» (Infrarotmessung) oder der Körperwiderstand bestimmt (Impedanzanalyse). Im Schnitt beträgt der Fettanteil an der Gesamtkörpermasse bei der Frau 20 bis 25 Prozent. Etwa 50 Prozent des Gesamtkörperfetts sitzt in den Fettzellen unterhalb der Haut. Der Fettanteil junger Männer beträgt etwa 15 Prozent der Gesamtkörpermasse. Mit zunehmendem Lebensalter kommt es zu einer Vermehrung des Fettanteils, was auch auf eine Abnahme der körperlichen Aktivität bei gleich bleibenden Essgewohnheiten zurückgeführt wird.

Empfohlener Körperfettanteil zur Aufrechterhaltung lebenslanger Gesundheit

Alter	Frauen	Männer
20–29	16–20 Prozent	10–14 Prozent
30–39	18–22 Prozent	14–18 Prozent
40–49	22–25 Prozent	17–21 Prozent
50–59	23–26 Prozent	20–22 Prozent
60 und älter	24–27 Prozent	20–22 Prozent

Fettverteilungsmuster (WHR)

Auch die Verteilung der Fettdepots bestimmt über ein Gesundheitsrisiko. Besonders bei Übergewicht hat es maßgeblichen Einfluss auf das Morbiditäts- und Mortalitätsrisiko.

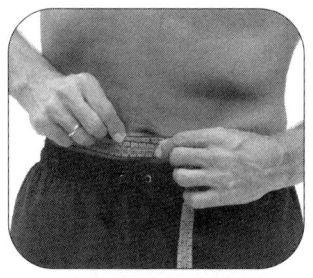

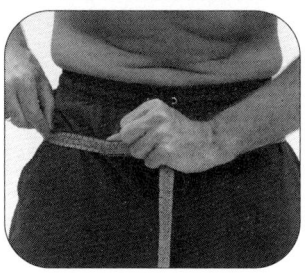

Erfassen Sie Ihr Fettverteilungsmuster!

- Messen Sie im Stehen mit einem Maßband den Umfang Ihrer Taille in der Mitte zwischen Rippenbogen und Beckenkamm (etwa Nabelhöhe).
- Messen Sie den Umfang Ihrer Hüfte am Punkt des größten Umfangs, in Höhe des großen Rollhügels am äußeren, oberen Ende des Oberschenkelknochens.
- Berechnen Sie die Waist-Hip-Ration (WHR), den Taille-Hüft-Quotienten, indem Sie den Taillenumfang durch den Hüftumfang dividieren (Beispiel: WHR = 93 cm : 100 cm = 0,93).

WHR (Datum): .... *Taillenumfang:* .... *: Hüftumfang =* ....

Der WHR sollte bei Männern unter 1,0 liegen, bei Frauen unter 0,75.[84] Hohe WHR-Werte lassen auf ein zentrales, stammbetontes Fettverteilungsmuster schließen. Das Fett sitzt dann eher an Bauch und Rücken (typisch für den Mann), was gleichzeitig ein höheres Risiko für Herz-Kreislauf- und Stoffwechselerkrankungen darstellt. Das periphere, hüftbetonte Fettverteilungsmuster, die eher birnenförmige Ansammlung an Hüfte, Po und Schenkel, ist typischer für die Frau. Körperliches Ausdauer- und Kraftausdauertraining wirkt äußerst positiv auf den Fettabbau, denn es führt zu einem Verlust an absoluter Fettmenge und relativem Körperfettanteil.

Herzgesunde Ernährung

Neben ausreichender körperlicher Aktivität und sportlichem Training ist eine ausgewogene, fett- bzw. cholesterinarme Ernährung ein weiterer wichtiger Baustein in einem Programm zur Herzgesundheit: «Der Mensch ist, was er isst». Aus vergleichenden Studien weiß man, dass Menschen aus Ländern, die sich fettreich und ballaststoffarm ernähren, ein wesentlich höheres Risiko für eine koronare Herzkrankheit haben. Das Motto «Fettkontrolle anstelle von pauschaler Kalorienkontrolle» beschreibt die hier notwendigen Verhaltensregeln recht gut. Denn es hat sich gezeigt, dass das Einsparen von Nahrungsfett ohne Beschränkung des Kohlenhydratverzehrs eine wirksame Strategie darstellt, um langfristig abzunehmen. Sie brauchen also nicht zu hungern.

Neben dem «Was» spielt aber auch das «Wie» – die «Kultur der Ernährung» – eine wichtige Rolle. Lernen Sie, Ihr Essen bewusst zu genießen, dann gelingt es Ihnen auch, vernünftig mit so genannten Kalorien- und Cholesterinbomben umzugehen. Lassen Sie sich für das Essen deshalb Zeit, lenken Sie Ihre Aufmerksamkeit darauf, nehmen Sie kleine Bissen zu sich und achten Sie auf den Geruch und den Geschmack.

Sie werden mit der Zeit merken, dass die Veränderung hin zu einer gesundheitsbewussten Ernährung Ihre Lebensqualität nicht einschränkt, sondern, im Gegenteil, sogar verbessert. Sollte Ihnen entgegen Ihrem Wissen und Bemühen aber eine dauerhafte Änderung Ihrer Ernährungsgewohnheiten schwer fallen, so fragen Sie Ihren Arzt um Rat, da möglicherweise unbewusste körperliche oder psychische Probleme einer gesünderen Ernährung entgegenstehen.

Tipps für die gesunde Ernährung

Achten Sie auf eine ausgewogene, abwechslungsreiche Ernährung. Holen Sie sich beispielsweise die *Mittelmeerküche* nach Hause.

- *Frisches Obst und Gemüse, Salate und Fisch* bilden das Kernstück der südländischen Küche. Sie ist leicht und herzfreundlich, mit Kohlenhydraten, Eiweißen und Fetten in optimaler Zusammensetzung ($^2/_3$ Kohlenhydrate, $^1/_6$ Eiweiße, $^1/_6$ Fette), mit vielen Ballaststoffen, essenziellen Vitaminen und Mineralstoffen.
- Nehmen Sie viel *komplexe Kohlenhydrate* und reichlich *Ballaststoffe* (30–40 g täglich) zu sich. Günstig sind naturbelassene, stärkehaltige Nahrungsmittel wie *Vollgetreide (Teigwaren), Vollkornbrot, Reis, Kartoffeln* und *Hülsen-*

früchte wie Linsen, Erbsen und Bohnen. Ballaststoffe reduzieren den Fett- und Cholesterinanteil, der bei der Verdauung resorbiert wird.

- *Frisches Obst* und *Gemüse* sorgen für eine optimale Zufuhr an Vitaminen, Mineral- und Ballaststoffen.
- Gehen Sie mit Fetten sparsam um. Verwenden Sie von Natur aus *fettarme und/oder fettreduzierte Lebensmittel* (z. B. Käse mit 30 anstatt 48 Prozent Fett i.T.). Steigern Sie den Anteil an *Fisch* (günstig durch Omega-3-Säuren) und *Geflügel* und reduzieren Sie den Anteil an Fleisch und Fleischwaren. Verwenden Sie bei der Zubereitung *Pflanzenöle mit mehrfach ungesättigten Fettsäuren* (*Rapsöl, Distelöl, Olivenöl, Sonnenblumenöl, Sojaöl*), die den Cholesterinspiegel im Blut sowie die Blutthrombenneigung senken.
- *Eiweiße* werden für diverse Aufbauprozesse benötigt (u. a. Muskelaufbau). Achtung: Viele eiweißhaltige Nahrungsmittel enthalten auch Fett. Deshalb auf fettarmen *Fisch* und *mageres Fleisch* (*Hähnchen, Ziegen-* und *Kalbsfleisch*) zurückgreifen oder generell *pflanzliche Fette* (z. B. in *Hülsenfrüchten*) bevorzugen.
- Halten Sie den *Zucker-* und *Salzanteil* in der Nahrung gering. Verwenden Sie zum Würzen statt Kochsalz eher *Kräuter* (*Petersilie, Knoblauch, Dill, Muskat, Thymian, Rosmarin usw.*) und reine *Gewürze* (*Paprika, Pfeffer, Curry usw.*).
- Belassen Sie die Nahrungsmittel, wie sie sind, also möglichst wenig oder schonend putzen, kochen oder backen.
- Trinken Sie viel, mindestens 2,5 Liter Flüssigkeit pro Tag, z. B. *Mineralwasser, verdünnte Fruchtsäfte, Kräuter- und Früchtetees*, und nehmen Sie wasserreiches Obst und Gemüse zu sich. Trinken Sie schon vor und während des Trainings möglichst viel Mineralwasser und stillen Sie damit auch Ihren ersten Durst danach. Halten Sie Maß beim Alkohol!
- Versuchen Sie, regelmäßig und ggf. zu festen Zeiten zu essen. Da der Stoffwechsel schon kurz nach Nahrungsentzug auf Sparflamme umschaltet, ist es sinnvoller, täglich fünf Mahlzeiten (3 Haupt-, 2 Zwischenmahlzeiten) in Abständen von 2 bis 3 Stunden zu essen, anstatt nur zwei sehr große Mahlzeiten.

Das Ausdauerprogramm

PETER REUß

«Die Krankheit kommt
zu Pferde und geht zu Fuß»
(Altes Sprichwort)

In der Rehabilitation der Herz-Kreislauf-Krankheiten spielt das gesundheitsorientierte Ausdauertraining wegen seiner positiven Effekte auf fast alle menschlichen Funktionssysteme eine bedeutende Rolle. In vielen Studien konnte nachgewiesen werden, dass durch ein moderates aerobes Ausdauertraining gesundheitliche Risikofaktoren gesenkt und Schutzfaktoren für das Herz und den Kreislauf aufgebaut werden. Zu den positiven Auswirkungen des Ausdauertrainings zählen:

- Abnahme von Bluthochdruck,
- Senkung erhöhter Blutfettwerte,
- Verbesserung des Zuckerstoffwechsels und
- Gewichtsreduzierung in Verbindung mit diätischen Maßnahmen.

Gleichzeitig verbessert ein regelmäßiges Ausdauertraining die körperliche Leistungsfähigkeit und das seelische Wohlbefinden. Dies bedeutet einen zusätzlichen Schutz gegen Bewegungsmangelkrankheiten und vorzeitiges Altern.

Das Motto des bekannten Sportmediziners Prof. Wildor Hollmann «Durch Ausdauertraining 20 Jahre lang 40 Jahre alt bleiben» gilt auch für andere Altersstufen. Die positiven Trainingseffekte moderater Ausdauerreize auf den menschlichen Organismus wurden in diesem Buch bereits ausführlich dargestellt (s. S. 16). Weder ein Krafttraining noch das Training der Beweglichkeit und Koordination – so wichtig diese für die allgemeine Fitness sind – weisen ähnlich günstige Auswirkungen auf die Gesundheit auf. Wie ein gesundheitsorientiertes Ausdauertraining methodisch effektiv zu konzipieren und durchzuführen ist und welche Sportarten dafür geeignet sind, erfahren Sie in diesem Abschnitt.

Voraussetzungen für das Ausdauertraining

Bevor Sie ein Ausdauertraining aufnehmen, muss Ihr Arzt Ihre körperliche Eignung und Belastbarkeit untersuchen und bestimmen, um ein Risiko für das Herz auszuschließen. Dazu ist ein Belastungs-EKG erforderlich, bei dem die Leistungsfähigkeit in Watt und der Trainingspuls ermittelt werden (s. S. 55 f.). Achten Sie darauf, dass der Arzt Ihre Medikamenteneinnahme berücksichtigt, denn einige Medikamente senken die Pulsfrequenz und damit den Trainingspuls.

Für das hier vorgestellte systematische Ausdauertraining gelten folgende medizinische Eckdaten: Für Patienten, die *50 bis 75 Watt* leisten, ist das *Gehprogramm* vorgesehen, bei einer Leistungsfähigkeit von *über 75 Watt* kann mit dem *Laufprogramm* begonnen werden. In beiden Fällen darf beim Ausdauertraining das Limit des Trainingspulses nicht überschritten werden. Dazu müssen Sie das sichere Messen der Pulsfrequenz an der Handschlagader beherrschen (s. S. 52 f.). Exakte Messwerte und damit mehr Sicherheit gewährleisten elektronische Pulsfrequenzmessgeräte, zumal diese auch während der Belastung ständig den aktuellen Trainingspuls anzeigen. Wenn das Belastungslimit, das zuvor einprogrammiert wurde, überschritten wird, ertönt ein akustisches Warnsignal. So können Sie sofort reagieren und die Belastung regulieren. Eine Unterbrechung des Gehens oder Laufens, wie es bei der Pulsmessung an der Hand- oder Halsschlagader nötig ist, ist mit dem Pulsfrequenzmessgerät nicht erforderlich.

Im Laufe des Trainingsprozesses sollten Sie neben diesen Messmethoden auch Ihr subjektives Belastungsempfinden schulen, um die Belastungsintensität zu beurteilen (s. S. 56 ff.). In keinem Fall dürfen Sie während des Trainings die Belastung als schwer oder sehr schwer empfinden. Auch auf Warnsignale wie Atemnot, Herzstiche, Schwindelgefühle und allgemeines Unwohlsein müssen Sie achten und sofort reagieren.

Klimatische Einflüsse wie Hitze über 25° Celsius, große Kälte und Höhenlagen von über 2000 m sind zusätzlich kreislaufbelastend (Puls, Blutdruck) und müssen bei allen körperlichen Aktivitäten berücksichtigt werden. Eine gut entwickelte Körperwahrnehmung, Selbstkontrolle und die rechtzeitige Reaktion auf Überlastungssymptome schützen vor Risiken und Gefahren für das Herz-Kreislauf-System.

Systematisches Geh- und Lauftraining

Unter einem systematischen Geh- und Lauftraining versteht man ein planmäßiges, dosiertes und kontrolliertes Vorgehen, das sportmedizinische und trainingswissenschaftliche Erkenntnisse und Prinzipien einhält. Zusätzlich sollten Sie Ihre persönliche Situation (Gesundheitszustand, Leistungsfähigkeit, Motivation) berücksichtigen und die Trainingskonzeption darauf abstimmen. In diesem Sinne können Sie die folgenden Trainingsprogramme als Rahmenpläne verstehen, die Sie an Ihre individuellen Bedürfnisse anpassen.

Trainingsphasen

Das Training wird über einen längeren Zeitraum in drei Phasen eingeteilt, die sich jeweils aus Trainingseinheiten (TE) zusammensetzen. Folgende Trainingsziele und Zeiträume sind in den einzelnen Phasen ausschlaggebend.

(1) Gewöhnungsphase
Gewöhnen Sie sich neben den Alltagsaktivitäten durch längere Spaziergänge an die körperlichen Belastungen. Spaziergänge in der Ebene stellen noch keine Herz-Kreislauf-Belastung im Sinne des Ausdauertrainings dar, sondern dienen der Bewegungsgewöhnung und der aktiven Erholung an der frischen Luft.

Zeitraum: 4−6 Wochen, 2 ×/Woche
Stundenbeispiele: S. S. 205

(2) Aufbauphase
Je nach körperlicher Belastbarkeit (Watt und Trainingspuls) können Sie mit dem Geh- oder Laufprogramm beginnen. Das Trainingsziel besteht darin, dass Sie am Ende der Aufbauphase 20 bis 30 Minuten ohne Pause gehen oder laufen können. Die Belastungsdosierung hängt von verschiedenen Faktoren ab.

Zeitraum: 4−6 Wochen, 2 ×/Woche
Stundenbeispiele: S. S. 206

Programm Gehen (Walking)

Belastungsintensität:	Individueller Trainingspuls und Gehgeschwindigkeit laut Tempotabelle (s. S. 82)
Belastungsdauer:	Allmähliche Steigerung von TE zu TE bis auf 20 Minuten
Belastungshäufigkeit:	2 x/Woche
Belastungsumfang:	16 Trainingseinheiten (TE) ca. 4–6 Monate
Besonderheiten:	Mindestbelastbarkeit 50–75 Watt, über 75 Watt bei Übergewicht
Trainingseinheiten	
1.–2. TE:	Kennenlernen der Trainingsorganisation: Strecke vermessen, erste Versuche der Temporegulierung, Belastung kontrollieren, Pulsmessung üben, Pausen gestalten
3. TE:	2 x 1 Minute zügiges Gehen, danach jeweils 3 Minuten Gehpause
4. TE:	3 x 1 Minute zügiges Gehen, danach jeweils 3 Minuten Gehpause
5. TE:	2 x 2 Minuten zügiges Gehen, danach jeweils 3 Minuten Gehpause
6. TE:	2 x 3 Minuten zügiges Gehen, danach jeweils 3 Minuten Gehpause
7. TE:	2 x 4 Minuten zügiges Gehen, danach jeweils 3 Minuten Gehpause
8. TE:	2 x 5 Minuten zügiges Gehen, danach jeweils 3 Minuten Gehpause
9. TE:	2 x 6 Minuten zügiges Gehen, danach jeweils 3 Minuten Gehpause
10. TE:	2 x 7 Minuten zügiges Gehen, danach jeweils 3 Minuten Gehpause
11. TE:	2 x 8 Minuten zügiges Gehen, danach jeweils 3 Minuten Gehpause
12. TE:	1 x 10 Minuten zügiges Gehen, danach jeweils 3 Minuten Gehpause
13. TE:	1 x 12 Minuten zügiges Gehen, danach jeweils 3 Minuten Gehpause
14. TE:	1 x 14 Minuten zügiges Gehen, danach jeweils 3 Minuten Gehpause
15. TE:	1 x 17 Minuten zügiges Gehen, danach jeweils 3 Minuten Gehpause
16. TE:	1 x 20 Minuten zügiges Gehen, danach jeweils 3 Minuten Gehpause

Programm Laufen (Jogging)	
Belastungsintensität:	Individueller Trainingspuls und Laufgeschwindigkeit laut Tempotabelle (s. S. 83)
Belastungsdauer:	Allmähliche Steigerung von TE zu TE bis 20 Minuten
Belastungshäufigkeit:	Zweimal wöchentlich
Belastungsumfang:	16 Trainingseinheiten (TE) ca. 4–6 Monate
Besonderheiten:	Mindestbelastbarkeit 75 Watt, belastungsfähiger Bewegungsapparat,
	Achtung: Beginnen Sie erst mit einer neuen TE, wenn das Trainingspensum problemlos absolviert wird
Trainingseinheiten	
1.–2. TE:	Kennenlernen der Trainingsorganisation: Strecke vermessen, erste Versuche der Temporegulierung, Belastung kontrollieren, Pulsmessung üben, Pausen gestalten.
3. TE:	2 x 1 Minute Laufen – jeweils 3 Minuten Gehpause
4. TE:	3 x 1 Minute Laufen – jeweils 3 Minuten Gehpause
5. TE:	2 x 2 Minuten Laufen – jeweils 3 Minuten Gehpause
6. TE:	2 x 3 Minuten Laufen – jeweils 3 Minuten Gehpause
7. TE:	2 x 4 Minuten Laufen – jeweils 3 Minuten Gehpause
8. TE:	2 x 5 Minuten Laufen – jeweils 3 Minuten Gehpause
9. TE:	2 x 6 Minuten Laufen – jeweils 3 Minuten Gehpause
10. TE:	2 x 7 Minuten Laufen – jeweils 3 Minuten Gehpause
11. TE:	2 x 8 Minuten Laufen – jeweils 3 Minuten Gehpause
12. TE:	1 x 10 Minuten Laufen – jeweils 3 Minuten Gehpause
13. TE:	1 x 12 Minuten Laufen – jeweils 3 Minuten Gehpause
14. TE:	1 x 14 Minuten Laufen – jeweils 3 Minuten Gehpause
15. TE:	1 x 17 Minuten Laufen – jeweils 3 Minuten Gehpause
16. TE:	1 x 20 Minuten Laufen – jeweils 3 Minuten Gehpause

(3) Stabilisationsphase

In dieser Phase wird die Belastungsdauer auf einem Niveau von 30 bis 45 Minuten stabilisiert. Jetzt sollten Sie das Trainingspensum 2 bis 3 Mal pro Woche wiederholen. Erreichen Sie beim Gehen nicht Ihren Trainingspuls, so gehen Sie am besten mit Skistöcken oder mit leichten Handgewichten (kleine Hanteln, Gewichtsmanschetten). Nun können Sie auch überlegen, ob Sie das Gehen oder Laufen teilweise durch andere Ausdauersportarten wie Radfahren oder Wandern ersetzen möchten. Ein vielseitiges Ausdauertraining mit verschiedenen Sportarten wirkt sich nicht nur auf den Organismus, die Psyche und die Motivation günstig aus, sondern verbessert zusätzlich auch die Koordination. Eine gute Koordination ökonomisiert die Bewegungsabläufe und entlastet damit das Herz-Kreislauf-System.

Zeitraum: Ein Leben lang 2−3 ×/Woche
Stundenbeispiel: S. S. 210

Ablauf einer Trainingseinheit

Führen Sie auch jede einzelne Trainingsstunde nach einem Ablaufplan durch. Vernachlässigen Sie in keinem Fall das *Aufwärmen* vor und das *Abkühlen* nach dem *Hauptteil* des Trainings.

Aufwärmen

Durch gymnastische Übungen (Lockern, Dehnen) und verschiedene Geh- und Laufformen aktivieren Sie den gesamten Organismus, den Stoffwechsel und den Bewegungsapparat für das nachfolgende Ausdauertraining. Mit wechselnden Geh- und Laufübungen (s. S. 112 ff.) fördern Sie darüber hinaus die Bewegungskoordination. 10 bis 15 Minuten sollten Sie für diesen Teil des Trainings ansetzen.

Hauptteil

Nun können Sie gut vorbereitet und aufgewärmt mit dem Geh- oder Laufprogramm beginnen. Dafür sind 30 Minuten erforderlich. Sofern Sie in der Aufbauphase diese Belastungsdauer noch nicht erreichen, können Sie die Zeit zu einem erholsamen Spaziergang nutzen oder sofort mit dem Abkühlen beginnen.

Abkühlen

Dieser Teil dient dem Abklingen der Herz-Kreislauf-Belastung, der Entspannung und Lockerung der Muskulatur. Gehen Sie noch 2 bis 3 Minuten, bevor Sie mit Dehn- und Lockerungsübungen die Regeneration einleiten. Mindestens 10 Minuten sind für das Abkühlen zu veranschlagen. Vergessen Sie dabei nicht, immer wieder Ihren Puls zu kontrollieren. Während der Aufbauphase ist es sinnvoll, ein Pulsprotokoll zu führen.

Dosiert und kontrolliert trainieren

Ein wohl dosiertes Ausdauertraining steigert den Trainingsumfang und die Trainingshäufigkeit allmählich in kleinen Schritten. Dabei muss der Trainingspuls berücksichtigt werden: Er darf nicht überschritten und erst zum Ende einer Trainingsbelastung erreicht werden. Das Geh- oder Lauftempo ist so zu wählen, dass es zu keiner Überlastung kommt.

Anfangs sollten Sie besonders vorsichtig sein, lieber ein langsameres Tempo wählen und nach jeder Belastung den Puls kontrollieren. Ist der Trainingspuls zu hoch oder zu niedrig, dann ändern Sie Ihre Geh- bzw. Laufgeschwindigkeit. Wenn Ihnen die gefühlsmäßige Einschätzung der richtigen Geh- oder Laufgeschwindigkeit und damit der Belastungsdosierung Schwierigkeiten bereitet, können Sie Ihr individuelles Tempo leicht anhand des so genannten nomogrammatischen Einstufungsverfahrens mit Hilfe der Tabellen auf Seite 82/83 bestimmen. Dafür müssen Sie Ihre auf dem Fahrradergometer erbrachte Leistung in Watt und Ihr Körpergewicht kennen. Beispiel: Die Laufgeschwindigkeit einer Person von 80 kg und einer Belastungshöhe von 100 Watt beträgt nach der Tabelle (s. S. 83) genau 100 m/min.

Ihre Geschwindigkeit können Sie mit Hilfe eines so genannten Pendel- oder Umkehrlaufes kontrollieren. Sie benötigen eine genau vermessene Laufstrecke – am besten auf einer Leichtathletikbahn –, um die anhand der Tempotabelle ermittelte Laufgeschwindigkeit in die Praxis umzusetzen.

Tempotabelle: Gehgeschwindigkeit in Meter pro Minute (m/min) in Abhängigkeit von der festgelegten Belastungshöhe in Watt und dem Körpergewicht [48, 49]												
[kg] [W]	50	55	60	65	70	75	80	85	90	95	100	105	110
50	105	95	90	85	85	75	65	50	40				
60	110	105	100	95	90	85	85	75	65	50	40		
70	115	110	105	95	90	90	90	85	85	75	65	50	40

Tempotabelle: Laufgeschwindigkeit in Metern pro Minute (m/min) in Abhängigkeit von der festgelegten Belastungshöhe in Watt und dem Körpergewicht [48, 49]													
[kg] [W]	50	55	60	65	70	75	80	85	90	95	100	105	110	115
80	125	115	110	100	100	90	85	80	75	75	70	70		
90	155	125	115	110	105	95	90	90	85	80	75	75	70	70
100	145	135	125	120	110	105	100	95	90	85	80	80	75	75
110	155	145	135	125	110	110	100	100	95	90	85	85	80	75
120	165	155	140	135	125	120	110	105	100	85	90	90	85	80
130	175	165	150	140	130	125	120	110	105	100	95	95	90	85
140	190	175	160	150	140	135	135	120	115	110	105	100	95	95
150	200	185	170	160	150	140	130	125	120	115	110	105	100	95

Unsere Person läuft so schnell, dass sie eine Teilstrecke von 50 m genau nach einer halben Minute zurückgelegt hat (siehe Abbildung rechts). Ist eine Korrektur notwendig, so kann die Geschwindigkeit verlangsamt oder gesteigert werden. Nach dieser Methode lässt sich jede Laufstrecke ohne großen Vermessungsaufwand in Teilstrecken, die nach bestimmten Zeitintervallen zurückzulegen sind, aufteilen. Wenn keine Laufbahn zur Verfügung steht, können Sie die Hälfte Ihrer zu laufenden Strecke auf einem Waldweg ausmessen. Legen Sie diese Strecke in der halben Laufzeit zurück, kehren Sie am Wendepunkt um und laufen gleichmäßig zum Startpunkt. Treffen Sie zur vorgegebenen Zeit ein, haben Sie die Aufgabe gelöst. Dieses Verfahren nennt man Pendel- oder Umkehrlauf.

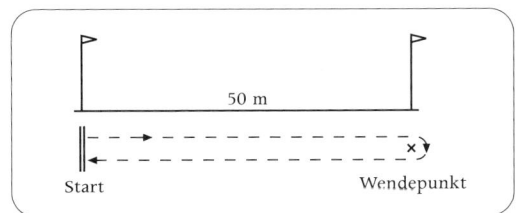

Beispiel für Umkehrlauf 100 m/min (z. B. in der 1.–4. TE)

Neben der dosierten Geh-Lauf-Geschwindigkeit, der Beobachtung des Trainingspulses und der subjektiven Belastungswahrnehmung können Sie die Belastungsintensität über den Atem-Laufschritt-Rhythmus steuern. Untersuchungen haben gezeigt, dass beim 4er-Rhythmus (4 Schritte ein-, 4 Schritte ausatmen) keine Überlastungsgefahr besteht. Durch diesen Atemrhythmus bleiben Sie im aeroben Bereich, d. h., die Organe, insbesondere das Herz, werden ausreichend mit Sauerstoff versorgt. Atemnot weist immer darauf hin, dass der Organismus eine für Herzpatienten gefährliche Sauerstoffschuld eingegangen ist (anaerober Bereich).

Obwohl das Gehen und Laufen eine natürliche Bewegungsform des Menschen ist, muss in vielen Fällen die richtige Technik geschult werden, da unsere überwiegend sitzende Lebensweise die Fähigkeit eines aufrechten und elastischen Gangs zunehmend verkümmern lässt. Bemühen Sie sich immer um eine unverkrampfte rhythmische Bewegungsausführung. Zur speziellen Technik des Gehens und Laufens richten Sie Ihre Aufmerksamkeit besonders auf die folgenden Merkmale:

- Natürliche Kopfhaltung mit Blick nach vorne,
- aufrechte Oberkörperhaltung,
- dynamische Armbewegung neben dem Körper (der Winkel Oberarm zum Unterarm beträgt 90°),
- Abrollen des Fußes von der Ferse über die Außenkante zu den Zehen.

Lassen Sie Ihre Bewegungsausführung durch einen geschulten Beobachter beurteilen oder beobachten Sie sich selbst im Spiegel und korrigieren Sie nur grobe Fehler. Gewohnheitsmäßige und stabilisierte Abweichungen vom Idealbild der Technik lassen sich schwer verändern. Deshalb nochmals der Rat: Gehen oder laufen Sie locker, unverkrampft und aufrecht!

Der bewegte Alltag

Aus therapeutischer und sportmedizinischer Sicht sollten Sie prinzipiell dreimal wöchentlich das Herz und den Kreislauf trainieren. Nun gibt es immer wieder Gründe wie unaufschiebbare Berufstermine, familiäre Pflichten, Verletzungen, Lustlosigkeit u. Ä., die eine konsequente Trainingsdurchführung verhindern. Diesen Zwängen können Sie dadurch begegnen, dass Sie sich rechtzeitig Gedanken machen, wie Sie den Alltag bewegungsreich gestalten. Ein Tag bietet viele Gelegenheiten für belastende körperliche Aktivitäten, die einen gelegentlichen Trainingsausfall ausgleichen. Eine Zusammenstellung bewährter Bewegungsaktivitäten können Sie durch eigene Ideen erweitern:

- Steigern Sie Spaziergänge zu Fußmärschen. Verlängern Sie anfangs die Strecke, bevor Sie das Tempo steigern.
- Erweitern Sie Ihre Einkaufs- und Berufswege durch Umwege.
- Benutzen Sie entferntere Haltestationen der öffentlichen Verkehrsmittel.
- Setzen Sie das Fahrrad als Verkehrs- und Transportmittel ein.
- Steigen Sie Treppen und meiden Sie Aufzüge und Rolltreppen.
- Erledigen Sie körperliche Arbeiten im Haus und Garten selbst, wenn diese nicht zu anstrengend sind.

Die Belastungshöhe dieser Alltagstätigkeiten liegt unter 1 Watt pro Kilogramm Körpergewicht, wenn von Übertreibungen abgesehen wird. Trotzdem sollten Sie auch hier auf die Warnsignale des Körpers achten und notfalls Ihren Puls kontrollieren.

Auch das Wochenende können Sie für körperliche Aktivitäten, insbesondere für bestimmte Freizeitsportarten nutzen.

Ausdauersportarten wie Wandern und Radfahren sind wegen ihrer günstigen Wirkungen aus präventiv medizinischer Sicht sehr empfehlenswert. Obwohl das Schwimmen zu den klassischen Ausdauersportarten gehört, ist es für Herzpatienten nur bedingt geeignet. Der Grund liegt darin, dass der Wasserdruck das Blut in den Brustraum zum rechten Herzen hin verschiebt und dadurch Rhythmusstörungen oder andere Zwischenfälle auslösen kann. Selbstverständlich können auch andere Sport-

Sportarten	Sehr empfehlenswert	Empfehlenswert	Bedingt empfehlenswert	Kaum empfehlenswert	Völlig ungeeignet
Laufen (Joggen)	X			(0)	
Wandern	OX				
Bergwandern	X			0	
Radfahren	X				0
Schwimmen	(X)				0
Skilanglauf	X			(0)	
Schlittschuhlaufen		X			0
Ski Alpin				(X)	0
Tennis				(X)	0
Tischtennis			(X)	(0)	
Badminton			(X)		0
Windsurfen					X0
Wasserski					X0
Segeln			X		0
Tauchen (Scuba, Schnorchel)					X0
Rudern		(X)		(0)	
Paddeln		(X)		(0)	
Kanu			X		0
Kanu-Wandern			X		0
Reiten			X	(0)	
Rennsport					X0
Kegeln (nicht Sportkegeln)			X	(0)	
Bowling			X(0)		
Squash					X0
Boccia, Krocket,		X0			
Minigolf	X	0			
Golf		X(0)			
Curling			X(0)		
Eisstockschießen			X(0)		

X = für Teilnehmer einer Trainingsgruppe   0 = für Teilnehmer einer Übungsgruppe
( ) = erst nach Rücksprache mit Arzt unter bestimmten Einschränkungen

Übersicht: Freizeitaktivitäten und Sportarten, die für die Freizeit und den Urlaub von Herzpatienten geeignet bzw. nicht geeignet sind[10]

arten betrieben werden, wenn die Frage der Belastungsdosierung geklärt ist. Besonderheiten und Gefahren – wie beim Schwimmen – sollten Sie jedoch mit einem in der Bewegungstherapie erfahrenen Arzt zuvor besprechen.

Der aktive Urlaub

Viele Menschen erwarten vom Urlaub Actionsport, Nervenkitzel und Fun rund um die Uhr – oder sie wollen einfach faulenzen, sich verwöhnen lassen oder planlos den Tag genießen. Weder übertriebene Aktivitäten noch das passive Nichtstun sind zu empfehlen, da sie der Gesundheit nicht dienen, in übertriebenen Fällen sogar schaden.

Ein aktiver Urlaub kann die Gesundheit fördern und erholsam sein, wenn Sie sich bei der Planung am Urlaubsort an Regeln halten, die aus der Rehabilitation in Kurkliniken bekannt sind.

- Wählen Sie für den ersten Urlaub nach dem Herzinfarkt einen Ort mittlerer Höhenlage (800 m) aus.
- Erwägen Sie einen Urlaub am Meer oder im Hochgebirge erst dann, wenn die Verträglichkeit des Reizklimas gewährleistet ist.
- Wegen der körperlichen Umstellung auf das Klima des Urlaubsgebietes sollten Sie sich während der ersten 3 Tage schonen und von belastenden Aktivitäten absehen.
- Nach einer Anpassungszeit von mindestens 3 Tagen können Sie die körperliche Belastung allmählich steigern.
- Eine Urlaubszeit von 3 Wochen wird aus gesundheitlicher Sicht als ideal angesehen. Ein Winterurlaub kann kürzer sein, da die Klimareize im Winter Gesundheitseffekte schneller auslösen.
- Stresssituationen durch lange Autoanfahrten auf überfüllten Straßen und ein überladenes Urlaubsprogramm sind zu meiden.
- Aus gesundheitlicher Sicht sind Sportarten in der Natur besonders wertvoll, da diese den Menschen ganzheitlich (Körper, Geist und Seele) ansprechen.
- Für jede Sportaktivität am Urlaubsort müssen die konditionellen Grundlagen, hauptsächlich die Ausdauer, zu Hause trainiert werden.
- In jedem Fall sollten Sie den geplanten Urlaub mit Ihrem Hausarzt besprechen.

Besonderheiten beim Wandern
und Bergwandern

Wandern und Bergwandern zählen ab dem mittleren Lebensalter zu den beliebtesten Freizeit- und Urlaubssportarten. Während beim Wandern in der Ebene und in Flusstälern eine Belastbarkeit von 0,5 bis 0,75 Watt pro Kilogramm Körpergewicht vorausgesetzt wird, ist für Bergwanderungen wegen der Steigungen und der Höhe eine Mindestbelastbarkeit von 1 Watt pro Kilogramm Körpergewicht erforderlich.

- Steigern Sie die Länge/Zeit der Wanderungen allmählich von Tag zu Tag. Planen Sie kürzere und längere Pausen ein.
- Nach der Anpassungszeit an die Schlafhöhe des Urlaubsortes können Sie Bergwanderungen bis 2500 m unternehmen, da die typischen Probleme der Höhenakklimation allgemein erst über dieser Höhe auftreten.
- Da das Bergwandern spezielle Kenntnisse und Fähigkeiten (Routenwahl, Wetterkunde, alpine Gefahren, Orientierung, Gehtechnik u. a.) erfordert, sollten Sie sich einem erfahrenen Wanderführer anschließen.
- Verwenden Sie beim Wandern zwei Skistöcke. Die körperliche Entlastung bei Auf- und Abstiegen ist beträchtlich, außerdem wird das Sturzrisiko verringert.
- Wegen der erhöhten Wasserabgabe durch das Schwitzen und über die verstärkte Atmung beim Bergwandern ist auf reichliches Trinken zu achten.

Besonderheiten beim Winterwandern
und Skiwandern

Viele Wintersportorte haben das Loipen- und Wandernetz so weit ausgebaut, dass das Winterwandern mit und ohne Skier auch für einen längeren Urlaub interessant und attraktiv bleibt. Der Erlebniswert der Winterlandschaft für die Psyche und die intensiven Klimareize auf den Organismus sind besonders hervorzuheben.

Das Wandern auf Langlaufski ist für Herzpatienten eine günstige Sportart, weil die Technik des klassischen Skilanglaufs (Diagonalschritt) leicht erlernbar und die Herz-Kreislauf-Belastung gut dosierbar ist. Das Skiwandern beansprucht durch die Stockarbeit alle Hauptmuskeln des Körpers, und die gleitende Fortbewegung schont die Gelenke. Wer die

Technik des Skilanglaufs sicher beherrscht, kann diese Sportart lebenslang betreiben.

Das Winterwandern ohne Langlaufski ist in jeder Hinsicht eine reizvolle Alternative zum Skiwandern. Wenn man sich an die gebahnten Wanderwege hält, sind keine speziellen Fähigkeiten erforderlich. Trotzdem sollte man die allgemeinen Wanderregeln beherzigen, möglichst mit Teleskopskistöcken wandern und bei Glatteisstellen vorsichtig sein.

- Im Winter muss die Kälte als zusätzlich belastender Faktor für das Herz-Kreislauf-System beachtet werden. Temperaturen unter dem Gefrierpunkt verengen die Hautgefäße und führen durch den erhöhten Widerstand zu einem Blutdruckanstieg. Funktionelle Ski-Wanderkleidung, in mehreren Schichten getragen, sorgt für ein atmungsaktives angenehmes Körperklima und bietet einen hervorragenden Kälteschutz.
- Für das Skiwandern wird eine Belastbarkeit von mindestens 1 besser 1,5 Watt pro Kilogramm Körpergewicht gefordert.
- Wer die Technik des Skilanglaufs wenig beherrscht oder erst erlernt, sollte in jedem Fall einen geeigneten Skilanglaufkurs buchen. Ideal wäre ein Skilanglaufkurs, der von einem Herzgruppen-Übungsleiter geführt wird.
- Beim Kauf der Ausrüstung (Ski, Bindung, Schuhe) erweisen sich Set-Angebote selten als Schnäppchen. Qualifizierte Beratung und beste Qualität zahlt sich immer aus. Fragen Sie in jedem Fall nach den kurzen (1,50/1,70 m), aber etwas breiteren Langlaufski mit Schuppen als Steighilfe. Diese zeichnen sich durch sehr gute Lauf- bzw. Fahreigenschaften und ein hervorragendes Handling aus.
- Wenn auch Loipenpläne über die Streckenlänge, die Schwierigkeiten der Aufstiege und Abfahrten und Rastmöglichkeiten Auskunft geben, so sollten Sie Skiwanderungen gewissenhaft planen und bei unsicheren Wetterverhältnissen Informationen über den Zustand der Loipen einholen.

Besonderheiten beim Radwandern

Wer im Alltag häufig das Fahrrad benutzt, kann auch Radwandern an Wochenenden oder in den Ferien in die persönliche Trainingskonzeption einbinden. Das Radwandern zählt zu den Ausdauersportarten mit wertvollen gesundheitlichen Trainingseffekten. Für Übergewichtige und Personen mit orthopädischen Problemen, die kein Lauftraining durchführen

Radfahrtraining für Infarktsportler [65]		
Woche	*Belastungs-dauer*	*Phasen unter Einhaltung der Trainingspulsfrequenz*
1–4	20–30 Min.	–
5–8	30 Min.	bis zu 5 Min.
ab 8	über 30 Min.	5 Min. und mehr

Radfahrtraining für Fortgeschrittene

Woche	*Belastungs-dauer*	*Phasen unter Einhaltung der Trainingspulsfrequenz*
1–4	30 Min. und mehr	5 Min. Einfahren 15 Min. Trainingstempo 10 Min. Ausradeln
5–10	45 Min. und mehr	5 Min. Einfahren 30 Min. Trainingstempo 10 Min. Ausradeln
ab 11	bis zu 90 Min. und mehr	5–15 Min. Einfahren ca. 50 Min. Trainingstempo 25 Min. Ausradeln

können, eignet sich das Radfahren besonders, da durch das Sitzen die Gelenke entlastet werden. Wie bei allen zyklischen Ausdauersportarten lässt sich beim Radfahren die Herz-Kreislauf-Belastung gut dosieren und mit Pulsfrequenzmessern problemlos kontrollieren.

Radwanderungen sollten ebenfalls konditionell vorbereitet werden, d. h., die Belastungsdauer ist an den Wochenenden vor einer Wanderfahrt allmählich zu steigern, wobei der persönliche Trainingspuls jeweils erst gegen Ende der Trainingseinheit erreicht werden soll.

• Als Mindestbelastbarkeit für ein Radtraining wird 1 Watt pro Kilogramm Körpergewicht empfohlen.

• Die Wahl eines bestimmten Fahrradtyps sollte gründlich durchdacht sein und bei Unklarheiten mit einem erfahrenen Tourenfahrer erörtert werden. Legen Sie großen Wert auf eine genaue Abstimmung der Rahmenhöhe auf Ihre Körpergröße, damit Sie eine optimale Sitzhaltung einnehmen können, die ein ökonomisches Treten ermöglicht. Außerdem muss das Rad verkehrssicher ausgerüstet sein und über gute Bremsen verfügen.

- Zur Ausrüstung gehört eine funktionelle Radfahrbekleidung, die vor Regen, Wind, Kälte und Hitze schützt. Die Infektionsgefahr durch den Fahrtwind darf nicht unterschätzt werden.
- Aus Sicherheitsgründen ist ein Helm selbstverständlich. Kopfsteinpflaster, Straßenbahnschienen, Blätter, Schmutz und Split bedeuten hauptsächlich in Kurven ein erhöhtes Sturzrisiko.
- Beim Radwandern spielt die Fahrtechnik eine untergeordnete Rolle. Trotzdem sollten Sie auf einen ökonomischen Tretrhythmus achten, bei Steigungen rechtzeitig schalten, bei Kurvenfahrten das Innenpedal auf den höchsten Punkt nehmen und behutsam, in keinem Fall blockierend, bremsen.
- Bei längeren Steigungen oder starkem Gegenwind erreichen Sie schnell Ihr Belastungslimit, deshalb sollten Sie sich nicht scheuen, abzusteigen und das Fahrrad zu schieben.
- Wählen Sie Trainingsstrecken und Wanderrouten abseits der großen, mit Abgasen belasteten Verkehrswege. Anhand guter Radwanderführer und spezieller Radwanderkarten können Sie leicht reizvolle Touren zusammenstellen.
- Grundsätzlich sollte das Radtraining mit einer Aufwärmphase beginnen und mit einem Abkühlen abklingen. Dabei spielen Gymnastik und Lockerungsübungen, die die lange einseitige Sitzhaltung ausgleichen, eine wichtige Rolle.

Zehn Regeln für ein erfolgreiches Ausdauertraining

Die Sprichwörter «Am rollenden Stein wächst kein Moos» (Kokoschka) oder auch «Bewegung ist die beste Medizin» bzw. «Bewegung ist Leben» deuten darauf hin, dass die Menschen schon immer wussten, dass körperliche Aktivität eine wichtige Grundlage für ein gesundes Leben bildet. Da das moderne Leben unser natürliches Bewegungsbedürfnis stark einschränkt, sind wir gezwungen, etwas gegen den Bewegungsmangel mit seinen krank machenden Folgen zu unternehmen.

Die wissenschaftlich begründete Formel für Fitness und Gesundheit lautet: «Dreimal wöchentlich Bewegungstraining». Damit das Training für Sie als Herz-Kreislauf-Patienten optimal wirksam wird, sollten Sie darüber hinaus die folgenden zehn Regeln in Ihre Trainingsplanung einbinden.

1. Informieren Sie Ihren Hausarzt über Ihr Trainingsvorhaben und befolgen Sie seine Ratschläge.
2. Muten Sie sich nicht zu viel zu und übertreiben Sie das Trainieren nicht. Mit kleinen Schritten erreichen Sie erfahrungsgemäß schneller das Ziel. Beim Ausdauertraining gilt das Motto: «Lieber länger langsam laufen».
3. Trainieren Sie regelmäßig und legen Sie dazu bestimmte Termine fest. Bis das Training zur Gewohnheit wird, können Sie zur Kontrolle ein Trainingsbuch führen oder die durchgeführten Trainingseinheiten im Kalender ankreuzen.
4. Gestalten Sie Ihr Training durch verschiedene Sportarten vielseitig. Dies ist nicht nur für die Motorik wichtig, sondern steigert durch die Abwechslung die Motivation.
5. Geben Sie Ihrem Körper nach dem Training Zeit zur Regeneration sowie Entspannung und schlafen Sie ausreichend. Zwischen den Trainingseinheiten sollten Sie 1 bis 2 Tage pausieren.
6. Trainieren Sie nicht alleine. Schließen Sie sich einer Herzgruppe an oder suchen Sie sich Trainingspartner. Gemeinsames Trainieren macht mehr Spaß, motiviert, gibt Sicherheit bei Schwierigkeiten und fördert das soziale Wohlbefinden.
7. Besprechen Sie mit Ihren Trainingspartnern Maßnahmen bei Notfällen (Rettungskette) und besuchen Sie einen Reanimationskurs.
8. Ein voller Magen trainiert nicht gern. Die letzte Mahlzeit sollte mindestens 2 Stunden vor dem Training eingenommen worden sein. Sorgen Sie dafür, dass der tägliche Flüssigkeitshaushalt stimmt.
9. Trainieren Sie bei jedem Wetter, außer bei Hitze über 25° Celsius, hoher Luftfeuchtigkeit und großer Kälte unter dem Gefrierpunkt, denn diese Extreme belasten das Herz-Kreislauf-System durch entsprechende Körperreaktionen. Entweder Sie verschieben das Training auf den Morgen oder auf einen anderen Tag oder Sie machen einen größeren Spaziergang, geschützt durch entsprechende Kleidung. Oder aber Sie entspannen sich. Alle körperlichen Aktivitäten im Freien bei jedem Wetter haben den Vorteil, dass sie abhärten und Ihr Immunsystem stärken.
10. Auf die Bedeutung einer funktionellen Sportkleidung wurde mehrfach hingewiesen. Besondere Aufmerksamkeit sollten Sie dem Kauf der Lauf-,

Wander- und Skischuhe widmen. Sparen Sie nicht an der falschen Stelle. Optimaler Sitz und gute Dämpfung sind wichtige Voraussetzungen für genussreiches Laufen und Wandern. Lassen Sie sich Zeit beim Anprobieren und lesen Sie zuvor Testberichte.

Das Gymnastikprogramm

(HANS-DIETER KEMPF)

Allgemeine Hinweise zur Durchführung der Übungen

- Dosieren Sie die Übungsbelastung individuell nach Ihren Voraussetzungen. Klären Sie das Übungsprogramm und die Trainingsbelastung vor Beginn mit Ihrem Arzt ab!
- Üben und trainieren Sie vielseitig und ausgewogen! Berücksichtigen Sie alle Komponenten wie Körperwahrnehmung, Ausdauer, Koordination, Beweglichkeit und Kraft. Achten Sie auf ein ausgewogenes und abwechslungsreiches Training Ihrer Muskulatur.
- Behalten Sie beim Üben nicht nur Ihren Trainingspuls im Auge, sondern achten Sie auch auf Ihre Atmung und Ihr Wohlbefinden. Sie sollten sich zwar etwas anstrengen, aber nicht überlasten. Hören Sie deshalb auf Ihre innere Stimme und beachten Sie mögliche Zeichen von Überlastung (z. B. starke Hautrötung, Blässe, starkes Schwitzen, außer Atem kommen – s. S. 58). Treten beim Üben Beschwerden auf, so brechen Sie die Übung sofort ab.
- Atmen Sie bei allen Übungen gleichmäßig, indem Sie beispielsweise beim Üben hörbar ein- und ausatmen, mitzählen, sich während der Übungen mit einem Partner unterhalten oder die Bewegung bewusst mit Ihrer Atmung kombinieren (Anspannungsphase: ausatmen). Wichtig ist in jedem Fall, dass Sie eine Pressatmung vermeiden! Diese kann nicht nur zu Gefäßschäden (Schlaganfall) führen, sondern auch zu einem Abfall des Herzminutenvolumens und damit zur Abnahme der Koronardurchblutung.
- Im Allgemeinen eignen sich für die Übungen Ausgangsstellungen und Bewegungsmuster, die sich an den Anforderungen des täglichen Lebens orientieren. Die meisten hier vorgestellten Übungen finden deshalb im Sitzen oder Stehen statt. Übungen im Liegen gehen mit einer erhöhten Herzbelastung einher. Wenn Sie Übungen im Liegen durchführen, wechseln Sie deshalb zwischendurch in andere Ausgangsstellungen (Sitzen oder Vierfüßlerstand).
- Führen Sie alle Übungen *bewusst und kontrolliert* aus.

Übungen zur Schulung der Körperwahrnehmung

Die Entwicklung und Förderung von Körperwahrnehmung, -erlebnis und -erfahrung ist die Voraussetzung zur Wahrnehmung von Überlastungen und frühzeitigen Warnsignalen des Körpers, aber auch zum lustvollen Erleben und «Genießenkönnen». Herzpatienten haben häufig eine schwach ausgebildete Wahrnehmungsfähigkeit in Bezug auf Ihren Körper, sie fühlen sich als «Fremde im eigenen Körper» oder betrachten den Körper (und das Herz) eher als Maschine, die zu funktionieren hat.

Das Ziel der Körperwahrnehmungsübungen ist es, den Körper als sensibles Empfindungsorgan kennen zu lernen, ihm verstärkt Aufmerksamkeit (auch in gewohnten Alltagssituationen) zu schenken und eine veränderte, erweiterte Wahrnehmungsfähigkeit zu entwickeln. Sie lernen dadurch, sich realistisch einzuschätzen, im Sinne einer Neuorientierung einen verantwortungsvollen, entspannten Umgang mit sich aufzubauen und auch nicht leistungsorientierte Situationen positiv zu erleben. Auch wenn es Ihnen zu Beginn vielleicht schwer fällt, sich auf die Übungen einzulassen, verschenken Sie nicht die Chance, die im Erleben der Bewegung und der Wahrnehmung des Körpers liegt.

Um Reize überhaupt wahrnehmen zu können, ist ein bewusstes Hinsehen, Hinhören und Hinfühlen auf bestimmte Signale notwendig. Dabei sollten Sie sich Zeit lassen. Deutlicher werden Wahrnehmungen meist, wenn Sie so genannte Wahrnehmungsdifferenzen herstellen, z. B. die Muskulatur anspannen und danach entspannen. Sie können auch gewohnte Verhaltensweisen verändern, z. B. einen Gegenstand ganz anders heben oder mit der linken anstelle der rechten Hand die Zähne putzen.

Wiederholen Sie die Übungen mehrmals, vielleicht auch mit minimalen Abweichungen. Wenn Sie eine Übung auf einer Seite ausgeführt haben, stellen Sie Seitenvergleiche an, um herauszufinden, wie die Übungen wirken.

Da die meisten Informationen über die Augen aufgenommen werden, der Sehsinn sozusagen dominiert, lässt sich die Aufmerksamkeit leichter auf andere Sinneswahrnehmungen lenken, wenn die Augen geschlossen werden.

Wichtig ist: Es gibt bei den Wahrnehmungsübungen kein «Richtig» und kein «Falsch», es gibt nur neuartig, anders, deutlicher, angenehm und unangenehm.

Wahrnehmung der einzelnen Körperteile

ÜBUNGSBESCHREIBUNG

1. Legen Sie sich bequem auf den Rücken.
2. Erspüren Sie, wie die einzelnen Teile Ihres Körpers (der gesamte Körper) auf der Unterlage aufliegen und wie sie sich anfühlen.
3. Variieren Sie die Beinstellung, z. B. indem Sie die Füße anstellen oder die Beine heranziehen. Spüren Sie die dabei auftretenden Veränderungen, z. B. in der Auflage der Wirbelsäule.

Wahrnehmung der Beckenbewegungen im Liegen

ÜBUNGSBESCHREIBUNG

1. Legen Sie sich bequem auf den Rücken und stellen Sie die Beine an.
2. Mit der Vorstellung, das Becken sei das Zifferblatt einer Uhr, bewegen Sie behutsam das Becken von der Ziffer 6 (Kreuz) zur Ziffer 12 (Steiß-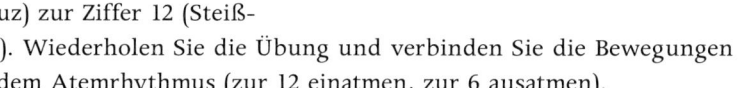
bein). Wiederholen Sie die Übung und verbinden Sie die Bewegungen mit dem Atemrhythmus (zur 12 einatmen, zur 6 ausatmen).
3. Bewegen Sie das Becken auch zwischen den anderen diagonal gegenüberliegenden Ziffern hin und her.
4. Lassen Sie am Ende das Becken kreisen und nehmen Sie danach wahr, wie sich das Becken anfühlt.

ERGÄNZENDER ÜBUNGSHINWEIS

• Bewegungstempo und -umfang (Kirchturmuhr, Taschenuhr) können variiert werden.

Wahrnehmung der Beckenbewegungen im Sitzen

1. Setzen Sie sich aufrecht auf einen Stuhl und spreizen Sie leicht die Beine. Fassen Sie den Beckenkamm.
2. Kippen Sie langsam das Becken nach vorne und nach hinten. Stellen Sie sich dabei eine Schüssel mit Wasser vor, die Sie ausleeren und wieder füllen.
3. Bewegen Sie das Becken auch nach rechts und nach links. Danach lassen Sie das Becken kreisen.

ERGÄNZENDER
ÜBUNGSHINWEIS

• Die Übungen lassen sich auch auf dem Gymnastikball oder im Stand ausführen. Im Stand sollten Sie dazu die Beine etwas anbeugen.

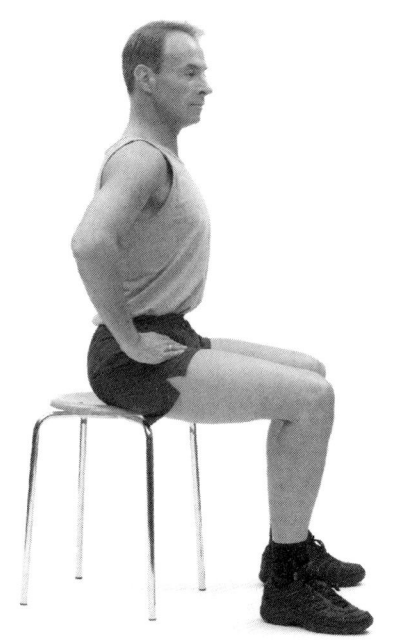

Wahrnehmung der Brustkorbhebung

1. Legen Sie im Sitzen (oder im Stehen) den Mittelfinger einer Hand auf das Brustbein.
2. Schieben Sie mit Ihrem Brustbein den Finger nach vorne und nach oben weg. Sie können sich auch vorstellen, stolz eine Medaille zu zeigen.
3. Spüren Sie, wie sich der Brustkorb hebt und das Becken dabei nach vorne kippt.

ERGÄNZENDER ÜBUNGSHINWEIS

• Das Heben des Brustkorbs («Brustbein nach vorne schieben») ist bei vielen Übungen ein wichtiger Hinweis, um einer Rundrückenhaltung vorzubeugen.

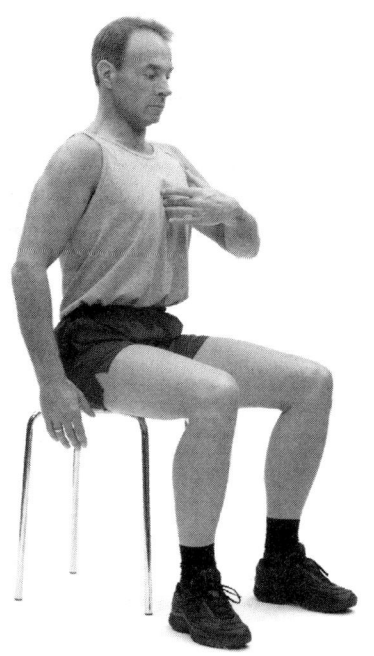

Wahrnehmung der Halswirbelsäulenstreckung

ÜBUNGSBESCHREIBUNG

1. Schieben Sie im Sitzen (oder im Stehen) abwechselnd den Kopf nach vorne und nach hinten.
2. Ziehen Sie das Kinn leicht heran (mit dem Finger leicht gegen das Kinn drücken) mit der Vorstellung, ein Doppelkinn zu machen, und strecken Sie den Nacken in die Länge.

ERGÄNZENDER ÜBUNGSHINWEIS

• Achten Sie bei gymnastischen Übungen darauf, das Kinn heranzuziehen und den Kopf nicht nach vorne zu schieben.

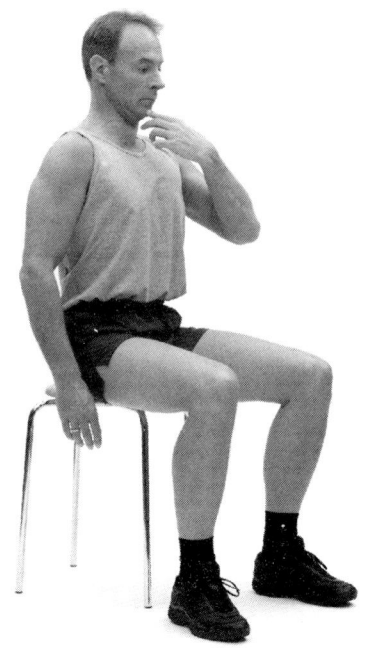

98

Wahrnehmung des Schultergürtels

1. Setzen Sie sich aufrecht auf einen Stuhl.
2. Ziehen Sie die Schultern in Richtung Ohren. Halten Sie die Position für einen Moment und lassen Sie die Schultern wieder nach unten sinken.

• Die Kontrolle des Schultergürtels ist wichtig, um bei gymnastischen Übungen die Schultern nicht anzuheben.

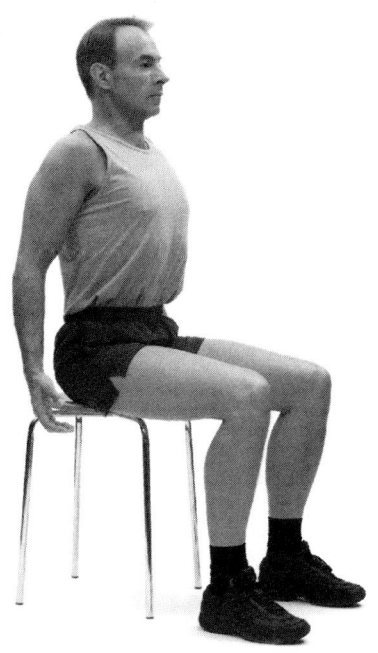

Wahrnehmung der Wirbelsäulenbewegungen

ÜBUNGSBESCHREIBUNG

1. Setzen Sie sich aufrecht auf einen Stuhl.
2. Beugen und strecken Sie abwechselnd die Wirbelsäule, d. h., machen Sie sich rund und strecken Sie sich danach wieder.
3. Neigen Sie den Körper abwechselnd nach rechts und nach links.
4. Drehen Sie anschließend Ihren Rumpf zur Seite.

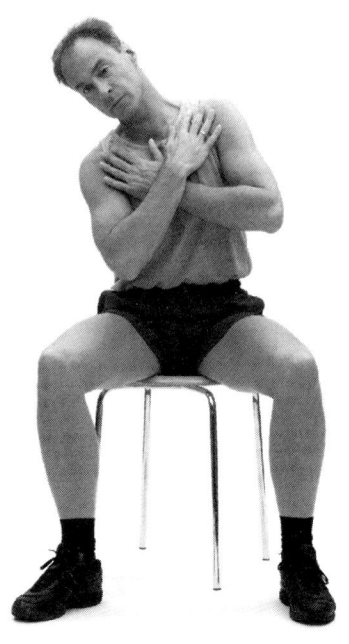

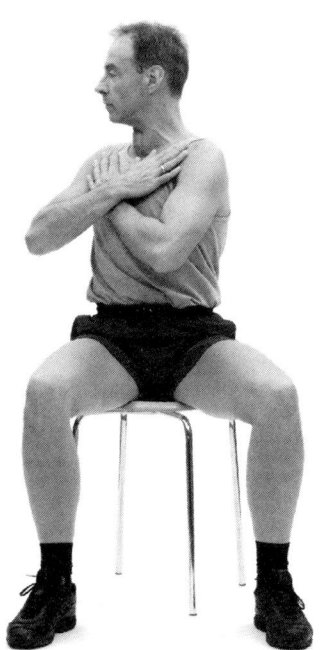

ERGÄNZENDE ÜBUNGSHINWEISE
- Das Becken sollte möglichst fixiert bleiben.
- Ein Partner kann mit einem Finger langsam über Ihre Wirbelsäule nach unten fahren. Sie versuchen, die Wirbelsäule an der entsprechenden Stelle zu beugen.

Wahrnehmung von verschiedenen Körperhaltungen

ÜBUNGSBESCHREIBUNG

1. Nehmen Sie unterschiedliche Grundhaltungen ein, z. B. Sitzen, Stehen oder Liegen.
2. Schließen Sie Ihre Augen.
3. Beobachten Sie den Körper bei geschlossenen Augen «von innen» und nehmen Sie Muskelspannungen, Auflageflächen des Körpers und Stellungen der Körperteile zueinander wahr.
4. «Spannungs-Thermometer»: Spannen Sie einzelne Körperteile unterschiedlich stark an, um der Spannung ein entsprechendes Gefühl zuzuordnen. Koppeln Sie die Spannungszustände mit Prozentzahlen (10 Prozent, 50 Prozent ...).

ERGÄNZENDER ÜBUNGSHINWEIS

• Achten Sie besonders bei der Anspannung auf eine gleichmäßige Atmung.

Wahrnehmung von Muskelspannungen (Fußsohlenbelastung) im Stand

ÜBUNGSBESCHREIBUNG

1. Stehen Sie barfuß auf einer angenehmen Unterlage.
2. Schließen Sie die Augen.
3. Lassen Sie den Körper in verschiedene Richtungen pendeln. Nehmen Sie dabei die Muskelspannungen (Fußsohlenbelastung) wahr.
4. Suchen Sie das Körperlot, bei dem Sie das Gefühl haben, dass die Muskelspannungen ausgeglichen sind.
5. Massieren Sie im Sitzen eine Fußsohle mit den Händen (Kneten, Streichen, usw.) oder mit einem Massageigel (Tennisball).
6. Stellen Sie sich jetzt barfuß hin und nehmen Sie die Unterschiede zum unbearbeiteten Fuß wahr, z. B. Wärme, Schwere. Massieren Sie anschließend den zweiten Fuß.

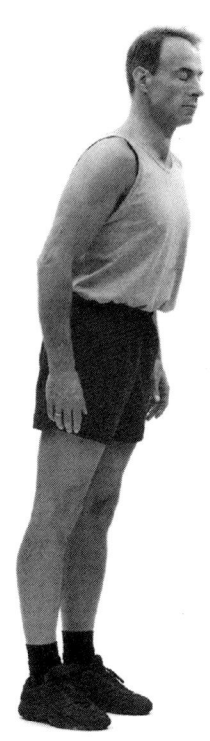

ERGÄNZENDER ÜBUNGSHINWEIS

• Verbinden Sie die Übung mit der Vorstellung, Sie seien ein Baum, der sich im Wind bewegt.

Wahrnehmung der Körperspannung in der Aufrichtemuskulatur

1. Stehen Sie barfuß in hüftbreiter Stellung und beugen Sie leicht die Knie.
2. Spreizen Sie Ihre Zehen und drücken Sie Ferse, Großzehenballen und Großzehenspitze gegen den Boden.
3. Ziehen Sie Ihr Fußinnengewölbe etwas nach oben, ohne mit den Zehen zu krallen. Sie haben das Gefühl, als ob sich der Fuß zusammenzieht und dadurch kürzer wird.
4. Drücken Sie Ihre Knie nach außen. Sie spüren die Spannung bis in den Rumpfbereich. Ziehen Sie die Schultern leicht nach unten und strecken Sie den Hinterkopf nach oben.

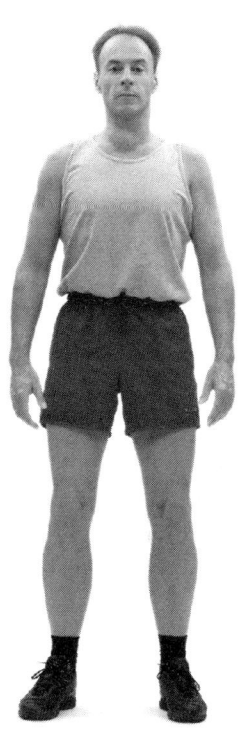

ERGÄNZENDE ÜBUNGSHINWEISE
- Diese Übung (nach Janda) aktiviert die Aufrichtemuskulatur des Körpers.
- Atmen Sie bei dieser Übung gleichmäßig weiter.
- Üben Sie auch barfuß.

Wahrnehmung der Atmung bei verschiedenen Becken-(Brustkorb)stellungen

ÜBUNGSBESCHREIBUNG

1. Atmen Sie bei verschiedenen Becken- und Brustkorbstellungen, z. B. nach vorne und nach hinten gekippt, ein und aus.
2. Nehmen Sie die Atembewegungen wahr.

ERGÄNZENDE ÜBUNGSHINWEISE

• Kombinieren Sie die Bewegungen des Beckens mit der Atmung.
• Durch den aufgerichteten Brustkorb ist eine leichtere (tiefere) Atmung möglich.

Wahrnehmung des Körpers durch Partnermassage

ÜBUNGSBESCHREIBUNG

1. Ihr Partner liegt entspannt in der Bauchlage.
2. Rollen Sie mit dem Massageigel (Tennisball, Massagespatz) in kleinen kreisenden Bewegungen für einige Minuten lang über den ganzen Körper. Gehen Sie mit der Vorstellung daran, Ihrem Partner etwas Gutes zu tun. Über die Muskelpartien der Schulter und des Nackens, der Arme, des Gesäßes und der Beine können Sie in Absprache mit Ihrem Partner auch ruhig etwas fester rollen. Über die Wirbelsäule wird der Igel behutsam und ohne Druck gerollt. Besonders angenehm ist auch die Stelle oberhalb der Gesäßfalte, an welcher der bewegliche Teil der Wirbelsäule ins Kreuzbein übergeht.

ERGÄNZENDE ÜBUNGSHINWEISE

• Lassen Sie sich für die Übung ruhig 5 Minuten Zeit und unterstützen Sie sie mit einer passenden Musik.
• Schöne Alternative zu individuellen Entspannungsverfahren wie der Progressiven Relaxation (s. S. 182) bieten Formen der Partnerentspannung, z. B. die Partnermassage, aber auch die Klopfmassage oder Übungen aus der Eutonie.

Übungen zur Geh- und Laufschulung

«Der Vogel fliegt,
der Fisch schwimmt,
der Mensch läuft»

Emil Zatopek

Für die Verbesserung der allgemeinen Ausdauerfähigkeit eignen sich besonders das Gehen oder das Laufen (s. S. 77 ff.). Der Krafteinsatz ist eher gering, und die Mehrarbeit des Herzens geschieht ohne wesentliche Druckarbeit.

Gehen und Laufen können ohne großen Aufwand nahezu überall durchgeführt werden. Es handelt sich um elementare Bewegungsformen, die mit der notwendigen Gleichgewichtsregulierung eine über Jahre erlernte Muskel- und Bewegungskoordination voraussetzen. Das Ziel ist die Fortbewegung mit geringem Energieaufwand unter Erhaltung des Gleichgewichts. Die mit dem Gehen verbundenen symmetrisch rechts – links pendelnden Bewegungen fordern die wichtigsten Muskelgruppen und fördern gleichzeitig den für die Bandscheiben so wichtigen Pumpmechanismus.

Beim *Gehen* bleibt immer ein Fuß am Boden, der andere wird vorgeschwungen, während beim Laufen beide Füße abgehoben werden. Das Gehen ist eine Aneinanderreihung von harmonischen Bewegungsabläufen, das Gangbild erscheint rund, ästhetisch und harmonisch. Ein eckiges und unkoordiniertes Gangbild entsteht meist durch eine zeitlich falsche, übermäßige oder überflüssige Aktivierung von Muskelgruppen. Als Ursache lässt sich häufig eine krankhafte Veränderung des Bewegungsapparates (Skelett, Gelenke, Muskeln durch Ermüdung, Verletzung, Schmerz, Schwächung oder Verkürzung) oder eine Störung der zentralen Steuerung finden. Da der Mensch täglich mehrere tausend Schritte zurücklegt, ist die Konsequenz eine Fehl- und Überbeanspruchung des Bewegungsapparates mit vorzeitigem Verschleiß.

Aufgrund seiner Bedeutung für das Herz-Kreislauf-System wird dem Ausdauertraining in diesem Buch ein eigenes Kapitel gewidmet (s. S. 75 ff.). Die nachfolgenden Übungen sollen Ihnen helfen, Ihr eigenes Gangbild zu beobachten und wahrzunehmen bzw. unterschiedliche Bewegungsqualitäten zu erspüren und zu erfahren.

Wahrnehmung verschiedener Gangqualitäten und emotionaler Stimmungen

ÜBUNGSBESCHREIBUNG

1. Versuchen Sie, verschiedene Qualitäten des Gehens umzusetzen und wahrzunehmen, wie sie sich anfühlen
und wie sie auf Sie wirken: Schnell – langsam,
leise – laut, auf den Fersen – auf den Ballen, Füße
nach innen gedreht – Füße nach außen gedreht,
federnd – schleichend, aufrecht –
gebückt, dynamisch – träge.

2. Versuchen Sie, beim Gehen verschiedene emotionale Stimmungen umzusetzen und wahrzunehmen, wie sie sich anfühlen und wie sich
Ihr Gangbild dadurch verändert: Ängstlich –
furchtlos, vorsichtig – leichtsinnig, hektisch –
entspannt, verbissen – gelassen, stolz –
demütig, glücklich – traurig, neugierig – des-
interessiert.

3. Versuchen Sie, verschiedene «extreme» Arten
des Gehens auszuprobieren: Stark vorgebeugt –
stark zurückgebeugt, sehr große Schritte – sehr
kleine Schritte, Passgang (Bein und Arm schwin-
gen je Seite gleichzeitig nach vorne) – Diagonalgang (Bein und Arm
schwingen je Seite gegengleich nach vorn).

ERGÄNZENDER ÜBUNGSHINWEIS
- Finden Sie heraus, wie unterschiedliche Gangqualitäten auf Sie wirken
bzw. wie emotionale Stimmungen Ihren Gang verändern.

Gehen auf der Stelle

ÜBUNGSBESCHREIBUNG

1. Schließen Sie die Augen und gehen Sie 30 Sekunden lang auf der Stelle.
Beobachten Sie anschließend, ob Sie sich vom ursprünglichen Standort
fortbewegt haben.

ERGÄNZENDER ÜBUNGSHINWEIS
- Suchen Sie sich zur Orientierung auf dem Boden eine markante Stelle.

Beobachtung des eigenen Gangbildes

ÜBUNGSBESCHREIBUNG

Gehen Sie auf einen Spiegel zu und beobachten Sie Ihr Gangmuster.

1. Gehen Sie aufrecht? Oder gehen Sie eher gebeugt?
2. Blicken Sie geradeaus? Oder blicken Sie nach oben oder nach unten?
3. Gehen Sie rhythmisch, federnd, dynamisch? Oder ist Ihr Gangbild eher unrhythmisch, steif, langsam?
4. Wie setzen Sie Ihre Füße auf dem Boden auf? Setzen Sie zuerst die Ferse auf und rollen dann nach vorne hin zur Großzehe ab? Oder setzen Sie mit der ganzen Sohle auf?
5. Befinden sich Ihre Schultern auf gleicher Höhe? Oder liegt eine Schulter weiter vorne?
6. Schwingen Arme und Beine auf einer Seite gleichzeitig nach vorne? Oder schwingen sie abwechselnd nach vorne?

ERGÄNZENDE ÜBUNGSHINWEISE

- Machen Sie zu Ihren Beobachtungen kurze Notizen.
- Sollten Sie grobe Abweichungen zu den erstgenannten Kriterien feststellen, so lassen Sie von einer Fachpersonen (Arzt, Krankengymnast) eine Ganganalyse durchführen.

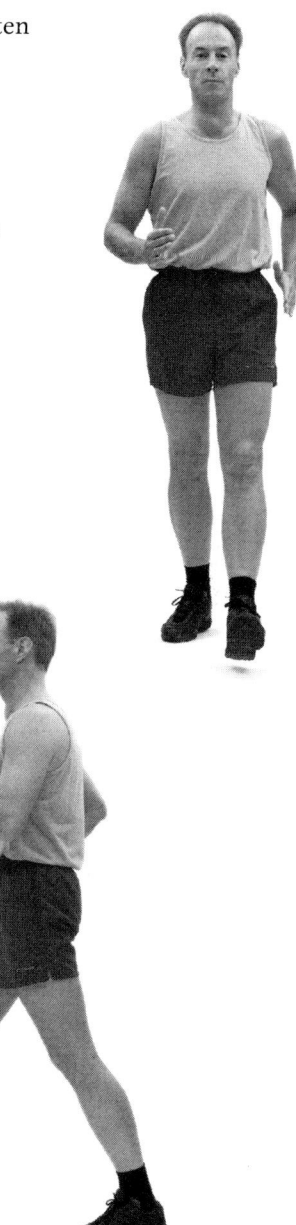

Gehen zu unterschiedlichen Rhythmen

ÜBUNGSBESCHREIBUNG
1. Lassen Sie Musik mit unterschiedlichen Rhythmen laufen und setzen Sie den jeweiligen Rhythmus in Gehen um.
2. Verändern Sie beim Gehen die Richtung: vorwärts, rückwärts, seitwärts.

ERGÄNZENDER ÜBUNGSHINWEIS
• Rhythmus-, Geschwindigkeits- und Richtungswechsel schulen nicht nur die Ausdauer, sondern vor allem die Koordination.

Marschieren und Knieheben

ÜBUNGSBESCHREIBUNG
Führen Sie verschiedene Beinbewegungen durch.
Wiederholen Sie einen Schritt mehrere Male:
1. Marschieren/gehen Sie auf der Stelle
2. Heben Sie abwechselnd Ihre Beine bis zur Waagerechten nach oben (Knieheben) und berühren Sie mit der gegenüber- liegenden Hand das Knie.

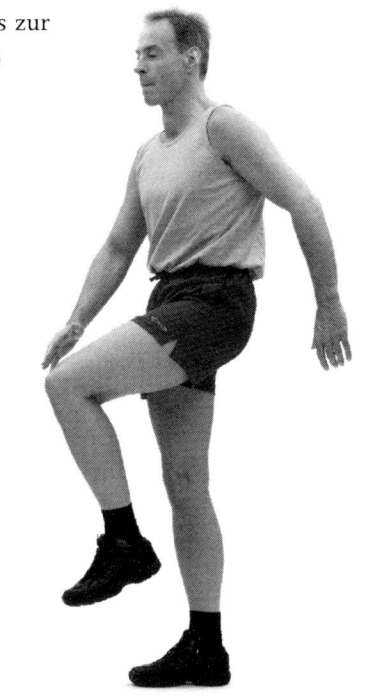

ERGÄNZENDE ÜBUNGSHINWEISE
• Eine flotte (aber nicht zu schnelle) Musik mit einem deutlichen Rhyth- mus unterstützt das Üben und wirkt motivierend.
• Achten Sie zwischendurch auf Ihren Puls.
• Lassen Sie immer einen Fuß am Boden, springen Sie nicht. Setzen Sie den Fuß sanft auf. Halten Sie Ihren Körper auf- recht.
• Sie sollten mindestens 2 Minuten marschieren bzw. die Knie anheben können.

Seitschritte

Führen Sie verschiedene Beinbewegungen durch.
Wiederholen Sie die Schritte mehrere Male:

1. Seitschritt (Side-Stepp): Öffnen Sie den rechten Fuß nach rechts und stellen Sie den linken Fuß heran. Führen Sie den Schritt dann nach links durch.

2. Führen Sie den Seitschritt zweimal zu einer Seite durch.

3. Stepp-Touch: Öffnen Sie den rechten Fuß nach rechts (Stepp), ziehen Sie den linken Fuß heran und berühren damit nur kurz den Boden (Touch), bevor Sie anschließend zur anderen Seite gehen.

4. Kreuzschritt (Grapevine): Öffnen Sie den rechten Fuß nach rechts, überkreuzen Sie den linken Fuß hinter dem rechten Fuß, öffnen Sie den rechten Fuß und stellen Sie den linken Fuß heran.

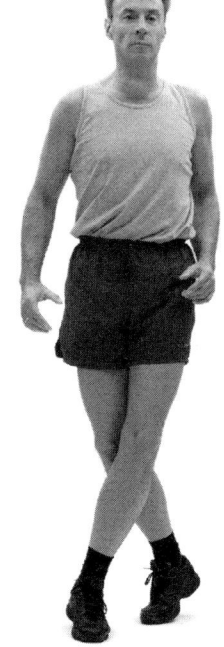

ERGÄNZENDE ÜBUNGSHINWEISE

- Achten Sie zwischendurch auf Ihren Puls.
- Lassen Sie immer einen Fuß am Boden, springen Sie nicht. Setzten Sie den Fuß sanft auf. Halten Sie Ihren Körper aufrecht.

Grundschritte

ÜBUNGSBESCHREIBUNG
Führen Sie verschiedene Beinbewegungen
durch. Wiederholen Sie einen Schritt mehrere
Male:

1. Basisschritt: Gehen Sie zuerst mit dem
   rechten Fuß einen Schritt nach vorne,
   danach mit dem linken Fuß. Setzen
   Sie dann den rechten Fuß wieder
   nach hinten, danach den linken
   Fuß.
2. V-Schritt: Öffnen Sie Ihre Füße
   nacheinander nach vorne und
   schließen Sie die Füße wieder
   nach hinten.
3. Out – Out, In – In: Gehen Sie
   zuerst mit dem rechten Fuß
   nach rechts, dann mit dem linken Fuß nach links (Out -Out).
   Setzen Sie dann den rechten Fuß
   wieder in die Mitte, danach den
   linken Fuß (In – In).
4. Mambo: Gehen Sie mit einem Fuß
   nach vorne, heben Sie den anderen Fuß
   kurz an. Dann gehen Sie mit dem ersten Fuß
   wieder zurück und stellen den zweiten Fuß heran.

ERGÄNZENDE ÜBUNGSHINWEISE
- Achten Sie zwischendurch auf Ihren Puls.
- Lassen Sie immer einen Fuß am Boden, springen Sie nicht.
  Setzen Sie den Fuß sanft auf. Halten Sie Ihren Körper aufrecht.

Einfache Schritt- und Armkombinationen

Wenn Sie die Bewegungen etwas anspruchsvoller gestalten möchten, dann kombinieren Sie die Beinbewegungen mit verschiedenen Armbewegungen. Wiederholen Sie die Kombinationen mehrere Male:

1. Gehen Sie abwechselnd nach rechts und nach links (Seitschritt). Drehen Sie beim Seitschritt die Schultern nach hinten.
2. Gehen Sie abwechselnd nacheinander einen Schritt nach vorne, danach wieder nach hinten (Basisschritt). Beim Vorgehen öffnen Sie die Arme in U-Halte, beim Zurückgehen schließen Sie sie.
3. Beim Schritt nach vorne öffnen Sie die Füße, beim Schritt nach hinten schließen Sie sie (V-Schritt). Beim Vorgehen strecken Sie die Arme nach oben, beim Zurückgehen nehmen Sie sie wieder nach unten.

ERGÄNZENDER
ÜBUNGSHINWEIS

• Kombinationen sind koordinativ und körperlich anspruchsvoller. Achten Sie auf Ihren Puls und überlasten Sie sich nicht!

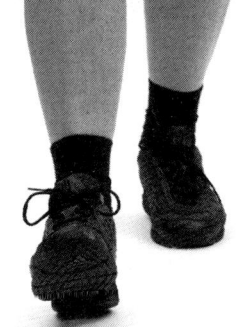

Geh- und Lauf-Abc

Gehen, bzw. laufen Sie in verschiedenen Variationen,
z. B.

1. Gehen mit betontem Abrollen des Fußes
2. Gehen und dabei den Fuß platt aufsetzen
3. Gehen auf Fersen (Hackenlauf), Gehen auf Zehen,
   Gehen auf Zehen/Fersen im Wechsel
4. Gehen auf der Innenseite des Fußes (auf der Außenseite,
   Fuß auswärts – einwärts gedreht)
5. Gehen, dabei die Füße über Kreuz aufsetzen
6. Gehen mit großen Schritten, Gehen mit kleinen Schritten
7. Passgang (Bein und Arm gleichseitig nach vorne)
8. Diagonalgang (Bein und Arm diagonal nach vorne)
9. Gehen rückwärts, Gehen seitwärts
10. Gehen mit Heben und Senken der Schultern
11. Gehen mit lockerem (betonten) Schwingen der Arme, federnd
    gehen
12. Gehen mit Handklatschen vor und hinter dem Körper
13. Gehen mit Armkreisen
14. Gehen mit Anheben der Knie und Händeklatschen unter dem
    Oberschenkel
15. 4 Schritte forciert Gehen, 8 Schritte langsam Gehen
16. Laufen, dabei von der Ferse auf die Zehen abrollen
17. Laufen auf dem Vorfuß
18. Laufen mit kleinen Schritten, Laufen mit großen Schritten
19. Laufen, jeder 3. Schritt ist länger
20. Laufen mit Anfersen
21. Laufen, dabei die Füße vorne Anheben
22. 4 Schritte laufen, 4 Schritte gehen im Wechsel

ERGÄNZENDE ÜBUNGSHINWEISE
- Lassen Sie sich Zeit, um die verschiedenen Variationen auszu-
  probieren.
- Achten Sie auf eine gleichmäßige Atmung und auf Ihren
  Trainingspuls.

Laufen und Gehen im Wechsel

ÜBUNGSBESCHREIBUNG

1. Laufen Sie einige Schritte. Wählen Sie die Schrittlänge zu Beginn ruhig kürzer.
2. Wechseln Sie laufen und gehen ab.
3. Versuchen Sie, die Laufintervalle ganz behutsam zu vergrößern.

ERGÄNZENDE ÜBUNGSHINWEISE

- Beobachten Sie Ihre Haltung beim Laufen: Körper- und Kopfhaltung, Armbewegung und Abrollbewegung des Fußes.
- Beobachten Sie Ihren Belastungspuls, Ihre Atmung und Ihr Wohlbefinden.

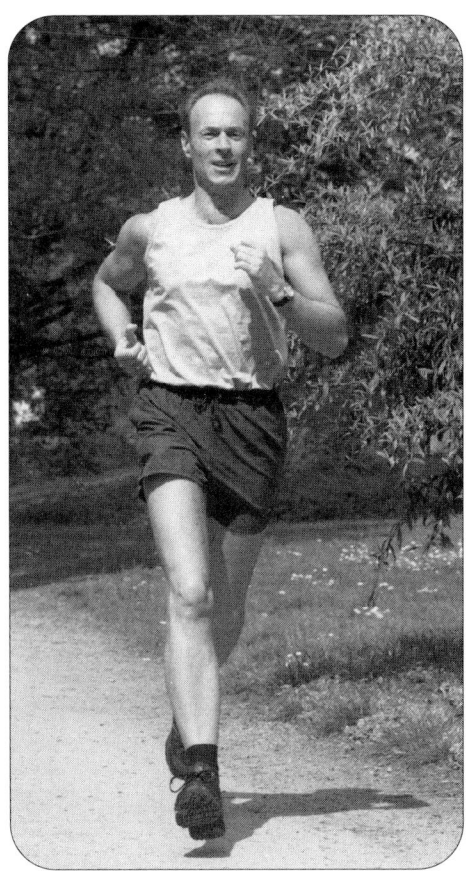

Übungen zur Verbesserung der Beweglichkeit

Beweglichkeitsübungen in Form von aktiven Gelenkmobilisationstechniken (z. B. Katzenbuckel – Pferderücken) und Muskeldehntechniken zielen auf den Erhalt und die Verbesserung der individuellen Beweglichkeit. Damit ist die Fähigkeit gemeint, Bewegungen in einem oder mehreren Gelenken in natürlichen funktionellen Grenzen durchführen zu können. Abhängig ist die Beweglichkeit von der Form und Struktur der Gelenke, der Dehnfähigkeit der Muskeln, Sehnen, Bänder und Gelenkkapseln sowie von der Kraft der bewegenden Muskulatur.

Die Muskulatur kann auf unterschiedliche Weise gedehnt werden:

- Beim *passiven statischen (oder gehaltenen) Dehnen* halten Sie die Muskulatur in einer Dehnstellung für etwa 10 bis 60 Sekunden. Das Dehngefühl sollte dabei immer noch als angenehm empfunden werden.
- Beim *aktiven statischen Dehnen* dehnen Sie einen Muskel, indem Sie seinen muskulären Gegenspieler (Antagonisten) für 10 bis 20 Sekunden aktiv anspannen.
- Beim *Anspannungs-Entspannungs-Dehnen* spannen Sie den zu dehnenden Muskel in der Dehnstellung für etwa 3 bis 10 Sekunden statisch an, um ihn nach dem Lösen der Spannung wie beim passiven statischen Dehnen weiter zu dehnen.
- Beim *dynamischen Dehnen* führen Sie in der Dehnposition (schmerzfreier Bereich) behutsam mehrfach federnde Bewegungen mit geringer Bewegungsweite und -geschwindigkeit durch.

Alle Dehnmethoden haben Ihre Berechtigung. Wir benutzen in unseren Übungen die ersten beiden Methoden, Sie können diese aber gerne durch die beiden anderen beschriebenen Methoden ergänzen.

Beweglichkeit der Halswirbelsäule

1. Drehen Sie den Kopf langsam nach rechts und links. Schauen Sie dabei so weit wie möglich über Ihre Schulter.
2. Führen Sie Ihr Kinn langsam von der rechten Schulter über das Brustbein zur linken Schulter.

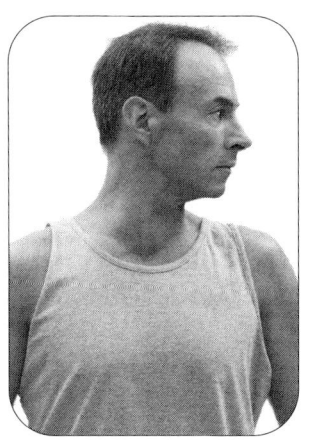

ERGÄNZENDER ÜBUNGSHINWEIS
• Führen Sie die Übungen langsam durch.

Beweglichkeit der Wirbelsäule (Beugung und Streckung)

ÜBUNGSBESCHREIBUNG
1. Stellen Sie sich in den Vierfüßlerstand (Bankstellung).
2. Beugen (Katzenbuckel) und strecken (Pferderücken) Sie abwechselnd Ihren Rücken.

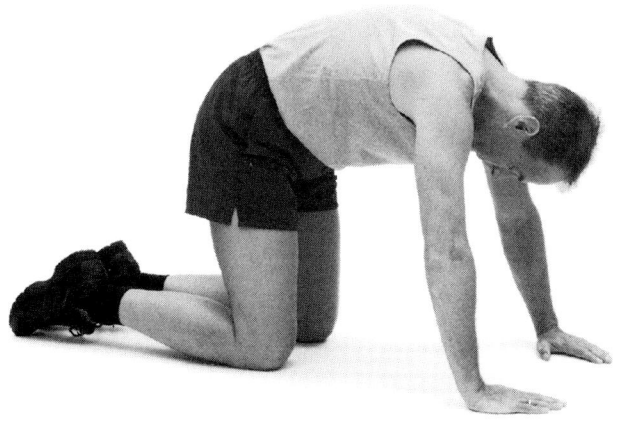

Beweglichkeit des Schultergürtels

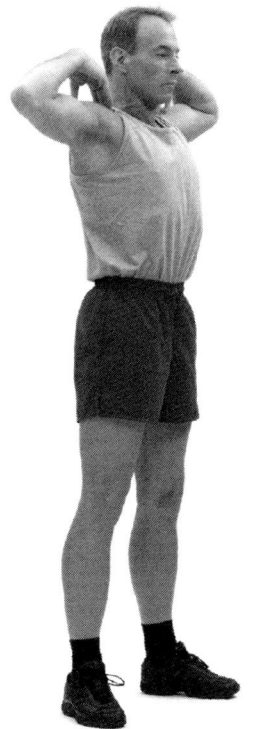

1. Legen Sie im Stehen oder Sitzen die Hände auf die Schultern.
2. Beschreiben Sie mit den Ellbogen große Kreise rückwärts und vorwärts.
3. Versuchen Sie, hinter dem Rücken mit der linken Hand von oben und mit der rechten Hand von unten die Finger zu berühren bzw. zu greifen.

- Beim Zurückkreisen der Schultern spüren Sie ein Heben des Brustkorbs und somit eine Körperaufrichtung.

Beweglichkeit der Hand- und Fingergelenke

1. Falten Sie die Hände. Drehen Sie die Hände vorwärts und rückwärts.
2. Ballen Sie die Fäuste und strecken Sie die Finger im Wechsel.
3. Öffnen und schließen Sie nacheinander die einzelnen Finger.

- Schütteln Sie zwischendurch die Hände aus.

Beweglichkeit der Hüftgelenke

1. Schieben Sie in der Rückenlage abwechselnd das rechte und das linke Bein weg. Die Bewegung erfolgt aus der Hüfte. Variieren Sie das Bewegungstempo.
2. Schwingen Sie im Stand ein Bein nach vorne und nach hinten. Lassen Sie das Bein in einer Achterbewegung kreisen.

ERGÄNZENDER ÜBUNGSHINWEIS

• Achten Sie bewusst auf die Bewegung des Beins. Sie werden durch die weiterlaufende Bewegung auch eine Bewegung des Beckens und der Wirbelsäule feststellen können.

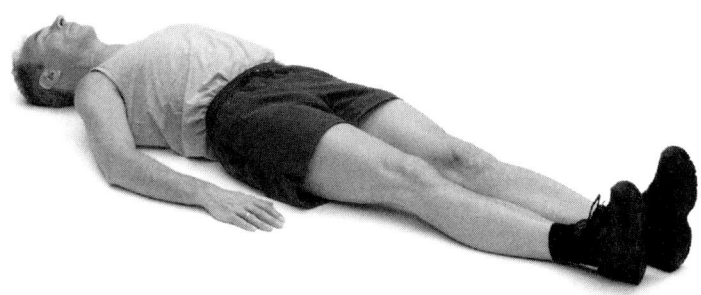

Beweglichkeit der Sprunggelenke

1. Beugen und strecken Sie im Wechsel einen Fuß.
2. Drehen Sie den Fuß nach rechts.
3. Kreisen Sie den Fuß rechts und links herum.

ERGÄNZENDER ÜBUNGSHINWEIS
• Mit diesen Übungen aktivieren Sie die «Venenpumpe» und haben somit gleichsam ein Gefäßtraining.

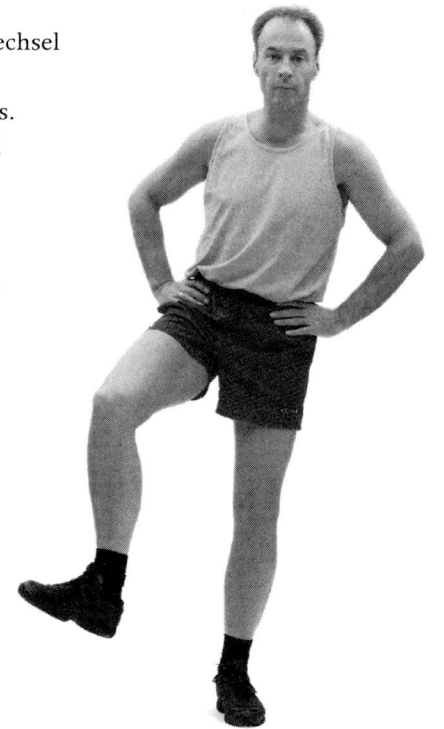

Dehnung der seitlichen Hals-Nacken-Muskulatur

ÜBUNGSBESCHREIBUNG

1. Stehen oder sitzen Sie aufrecht und halten Sie die Schultern
   auf gleicher Höhe.
2. Neigen Sie den Kopf zur Seite in Richtung Schulter. Umfassen Sie den
   Kopf mit der gleichseitigen Hand.
3. Schieben Sie die gegenüberliegende Hand und Schulter nach unten,
   bis Sie eine Dehnung an der Hals-Nacken-Seite spüren.

ERGÄNZENDE ÜBUNGSHINWEISE

- Richten Sie Ihren Blick nach vorne. In einer
  Variation richten Sie den Blick nach oben
  und unten.
- Falls Schmerzen, Schwindel oder
  ein Taubheitsgefühl im Halswir-
  belsäulen-Bereich auftreten, brechen Sie die Übung ab und
  klären die Ursache mit dem
  Arzt ab.

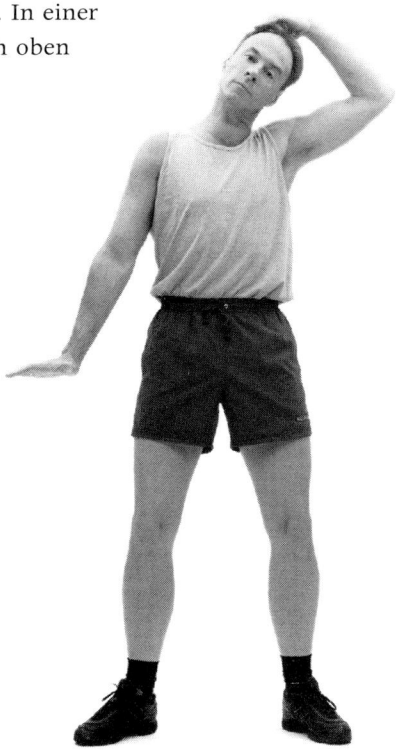

Dehnung der Brustmuskulatur

1. Stehen oder sitzen Sie aufrecht.
2. Fassen Sie im Stand mit beiden Händen ein Handtuch
   (Seil). Die Daumen zeigen zueinander. Der Abstand ist so groß,
   dass Sie die Arme über den Kopf
   nach hinten führen können.
3. Fassen Sie nun etwas enger. Führen
   Sie die Hände über dem Kopf so
   weit nach hinten, dass Sie eine
   Dehnung an der Brustvorderseite
   und an den Schultern spüren.

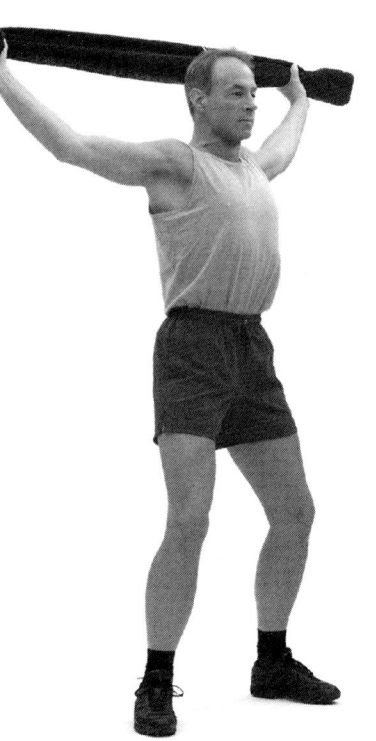

ERGÄNZENDE ÜBUNGSHINWEISE

- Wandern Sie mit den Händen
  langsam nach innen. Weichen
  Sie nicht ins Hohlkreuz aus.
- In einer Variation stehen Sie
  seitlich zur Wand (Türrahmen).
  Drehen Sie einen Arm nach
  außen und legen
  Sie die Handkante in Schulterhöhe
  an die Wand. Drehen Sie den Körper
  nach innen.

Dehnung der breiten Rückenmuskeln

1. Stellen Sie sich in Schrittstellung an eine Wand.
2. Legen Sie die gestreckten Arme schulterbreit an die Wand. Ziehen Sie das Kinn heran und spannen Sie den Bauch an.
3. Bewegen Sie Ihre Brust nach vorne in Richtung Wand, bis Sie eine Dehnung an der Außenseite der Schulter spüren.
4. Bewegen Sie behutsam die rechte und linke Schulter in Richtung Wand.

ERGÄNZENDER ÜBUNGSHINWEIS

• Die Übung können Sie auch im Sitzen (Abstützen am Tisch) oder im Vierfüßlerstand durchführen.

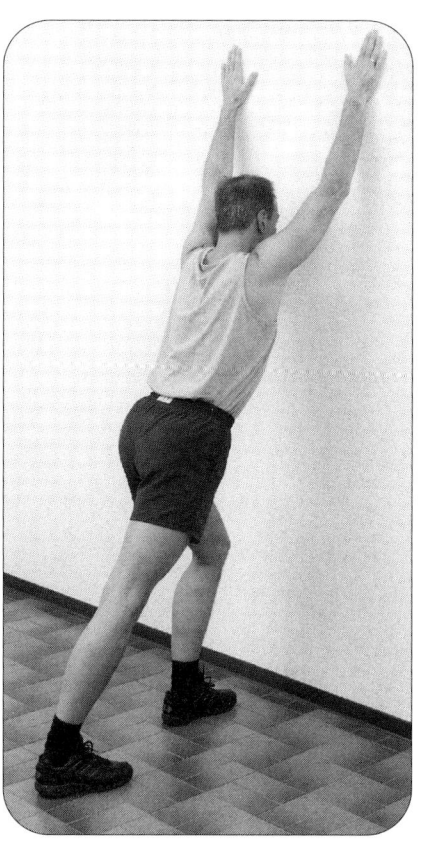

Dehnung der Schulterblattmuskulatur

1. Stehen oder sitzen Sie
   aufrecht.
2. Halten Sie die gestreckten
   Arme nach vorne und legen
   Sie die Handrücken aneinander.
3. Schieben Sie die Arme so weit
   wie möglich nach vorne, bis Sie
   eine Dehnung zwischen den Schulterblättern spüren.

ERGÄNZENDER ÜBUNGSHINWEIS

• Halten Sie Ihre Schultern tief.

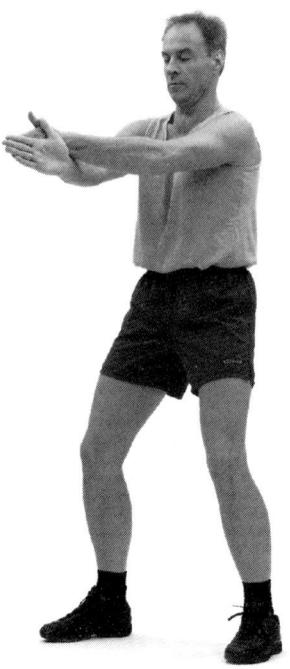

Dehnung der Rückenmuskulatur

ÜBUNGSBESCHREIBUNG

1. Setzen Sie sich aufrecht ganz an die Rückenlehne heran.
   Fassen Sie die Sitzfläche zwischen den Beinen.
2. Ziehen Sie das Kinn ein, beugen Sie Ihren Rücken nach vorne
   und schauen dabei zum Nabel. Halten Sie mit Ihrem Kreuz
   Kontakt zur Rückenlehne.
3. Ziehen Sie sich mit den Händen leicht nach
   unten, bis Sie die Dehnung am oberen
   Rücken spüren.
4. Beugen Sie nun langsam die Wirbelsäule Wirbel für Wirbel,
   bis Sie eine Dehnung am unteren Rücken spüren. Legen Sie
   den Oberkörper auf den Oberschenkeln ab.

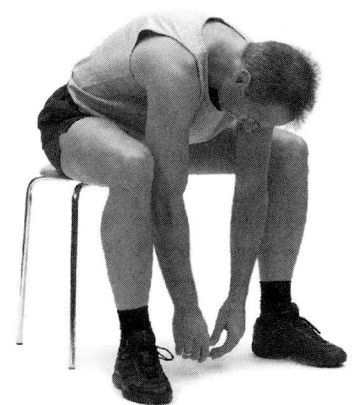

ERGÄNZENDER
ÜBUNGSHINWEIS

- Die letztgenannte Dehnung
  können Sie auch gut im Fersen-
  sitz durchführen (Päckchenhal-
  tung).

Dehnung der Rückenmuskulatur und Mobilisation der Wirbelsäule

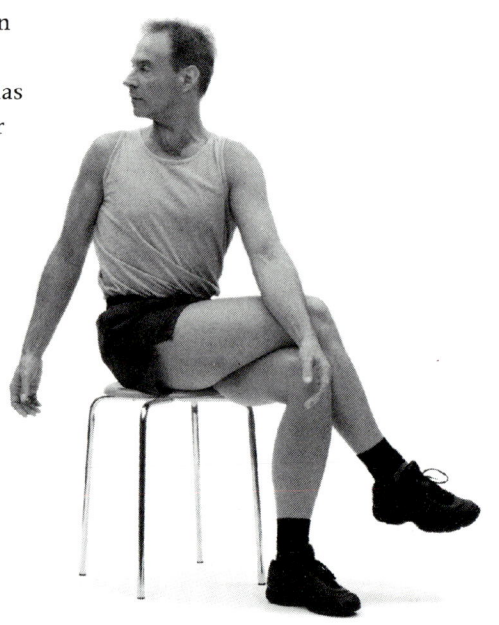

ÜBUNGSBESCHREIBUNG

1. Setzen Sie sich aufrecht auf einen Stuhl.
2. Legen Sie das rechte Bein über das linke Bein und fassen Sie mit der linken Hand das rechte Knie.
3. Ziehen Sie das rechte Bein weiter nach links, schauen Sie über die rechte Schulter und drehen Sie Schultern und Oberkörper zur rechten Seite, bis Sie eine Dehnung an der Hüftaußenseite, am unteren Rücken und am Nacken spüren.

ERGÄNZENDER ÜBUNGSHINWEIS

• Die Übung ist auch im Langsitz auf dem Boden möglich.

Dehnung der Hüftbeugemuskulatur

1. Setzen Sie sich seitlich auf einen Stuhl.
2. Strecken Sie das außen liegende Bein nach hinten.
3. Schieben Sie die Hüfte so weit nach vorne und unten, bis Sie eine leichte Dehnung an der linken Hüftseite spüren.

ERGÄNZENDE ÜBUNGSHINWEISE

- Spannen Sie zusätzlich die Bauchmuskulatur an bzw. kippen Sie Ihr Becken dadurch leicht nach hinten.
- Sie können die Übung auch im Kniestand durchführen. Unterlagern Sie das Knie dabei mit einem Kissen.

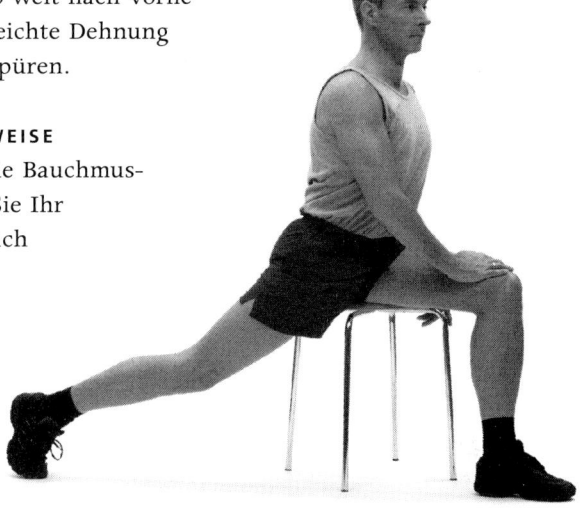

Dehnung der hinteren Hüftmuskulatur

ÜBUNGSBESCHREIBUNG

1. Winkeln Sie im Sitz ein Bein an und legen Sie den Fuß auf das andere Knie.

2. Richten Sie Ihren Oberkörper auf und neigen Sie ihn behutsam nach vorne, bis Sie eine Dehnung an der Hüftaußenseite des angewinkelten Beines spüren.

ERGÄNZENDER
ÜBUNGSHINWEIS

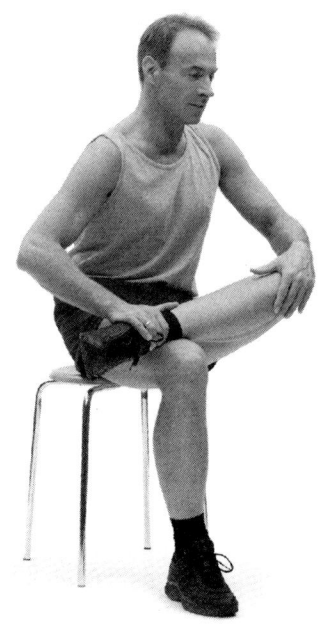

- In einer Variation stellen Sie im Langsitz ein angewinkeltes Bein über das andere Knie. Ziehen Sie mit beiden Händen das Knie zur gegenüberliegenden Schulter. .

Dehnung der Schenkelanzieher (kurze Anteile, Innenseite Oberschenkel)

ÜBUNGSBESCHREIBUNG

1. Setzen Sie sich aufrecht auf einen Stuhl
2. Öffnen Sie die Beine, so weit Sie können.
3. Drücken Sie mit den Handrücken die Oberschenkel auseinander, bis Sie eine Dehnung an den Innenseiten der Oberschenkel spüren.

ERGÄNZENDER ÜBUNGSHINWEIS

• In einer Variation legen Sie in Rückenlage die Fußsohlen aneinander und lassen die Beine nach außen sinken. Diese Übung zeigt Ihnen als Test im Seitenvergleich ggf. leichte Asymmetrien.

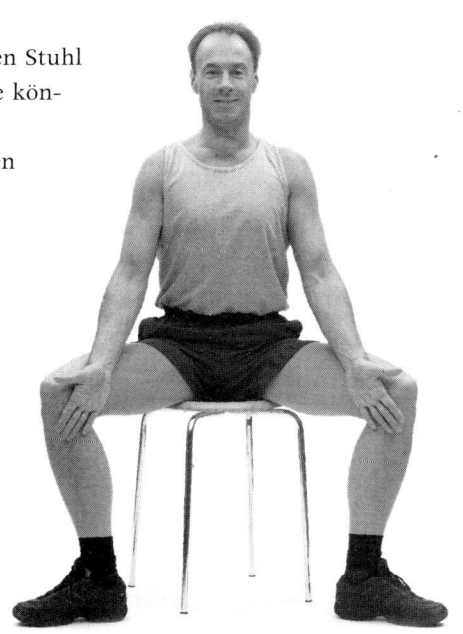

Dehnung der vorderen Oberschenkelmuskulatur

1. Setzen Sie sich seitlich auf einen Stuhl.
2. Umfassen Sie mit einer Hand das gleich-
   seitige Fußgelenk.
3. Ziehen Sie den Fuß nach hinten und
   strecken Sie gleichzeitig die Hüfte.
4. Ziehen Sie mit der Hand behutsam die Ferse in Richtung Gesäßhälfte, bis Sie eine Dehnung an der Vorderseite des
   rechten Oberschenkels
   spüren.

ERGÄNZENDE
ÜBUNGSHINWEISE

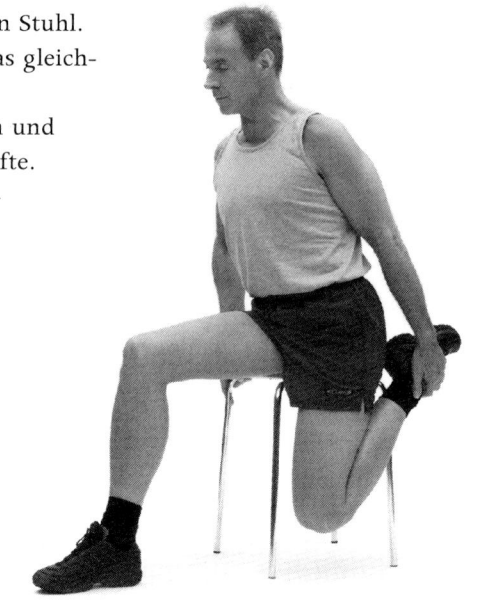

- Sie können die Übung auch
  im Stand, im Kniestand auf
  der Matte oder in Seitenlage
  ausführen.
- Spannen Sie Ihre Bauchmuskulatur an, um bei den Übungen
  nicht ins Hohlkreuz auszuweichen
  und gleichzeitig die Intensität zu
  erhöhen.

Dehnung der hinteren Oberschenkelmuskulatur

ÜBUNGSBESCHREIBUNG

1. Strecken Sie im aufrechten Sitz ein Bein nach vorne.
2. Neigen Sie den geraden Oberkörper nach vorne (und schieben Sie die Sitzbeinhöcker nach hinten), bis Sie eine Dehnung an der Beinrückseite spüren.

ERGÄNZENDER
ÜBUNGSHINWEIS

• Die Übung ist auch im Stand (Fuß auf einem Kasten o. Ä. abstellen) oder im Kniestand möglich.

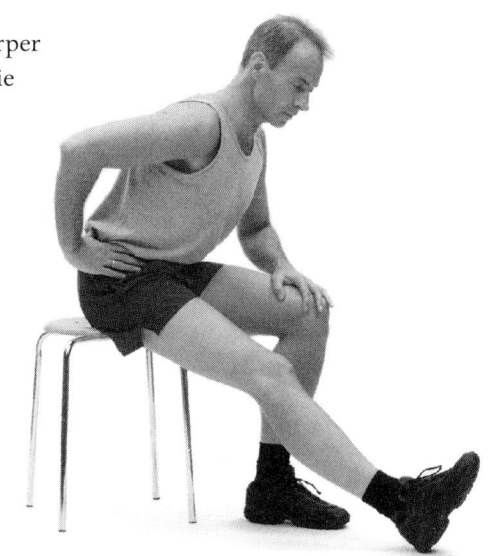

Dehnung der Waden-muskulatur

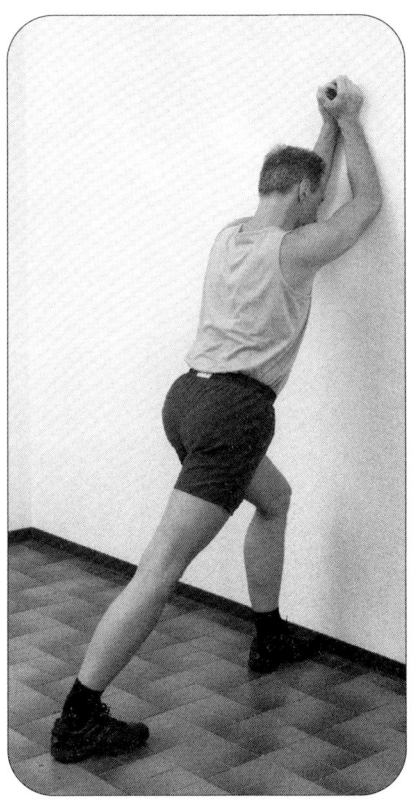

ÜBUNGSBESCHREIBUNG

1. Stützen Sie sich in Schrittstellung mit beiden Händen an eine Wand. Der Oberkörper und das hintere Bein bilden eine Linie.
2. Bewegen Sie den Körper nach vorne und beugen Sie gleichzeitig das vordere Bein.
3. Drücken Sie zusätzlich die hintere Ferse in den Boden, bis Sie eine Dehnung an der Rückseite des Unterschenkels spüren.
4. Verkleinern Sie die Schrittstellung. Beugen Sie das hintere Knie so weit wie möglich, ohne dabei die Ferse anzuheben.

ERGÄNZENDER ÜBUNGSHINWEIS

• Beide Füße zeigen nach vorne.

Übungen zur Schulung der Koordination

Koordinationsübungen zielen auf eine Verbesserung Ihrer koordinativen Fähigkeiten. Diese beschreiben allgemein das Vermögen, Bewegungen relativ schnell zu erlernen und in den verschiedensten Situationen sicher und ökonomisch zu reagieren, ohne dabei die Gelenkstabilität und Körperbalance zu verlieren. Dazu gehört z. B. die Fähigkeit, den Körper im Gleichgewicht zu halten oder dieses wieder herzustellen, die Lage und die Bewegung des Körpers in Raum und Zeit zu bestimmen (z. B. mit geschlossenen Augen), verschiedene Einzelbewegungen zur einer Gesamtbewegung zusammenzuführen oder einen Bewegungsrhythmus umzusetzen.

Durch eine Verbesserung der Koordination laufen Ihre Bewegungen harmonischer und ökonomischer ab, und Sie verbrauchen weniger Energie. Sie vergrößern Ihre Sauerstoffreserve und damit Ihre Leistungsfähigkeit, was sich an einem geringeren Ermüdungsgrad bemerkbar macht. Das ist dann besonders wichtig, wenn Sie kein allgemeines Ausdauertraining absolvieren können bzw. dürfen. Gleichzeitig verbessern Sie Ihre Bewegungssicherheit und reduzieren dadurch die Verletzungsgefahr. Sie spüren in der Regel schon nach wenigen Trainingstagen einen deutlichen Kraftanstieg.

Die koordinativen Fähigkeiten lassen sich durch vielfältige Bewegungs- und Gleichgewichtsaufgaben schulen. Einige davon finden Sie in diesem, viele aber auch in anderen Abschnitten dieses Buches. Den Kraftaufwand halten Sie bei allen Übungen grundsätzlich eher gering, dafür wiederholen Sie die Übung öfter. Sie werden merken, dass Sie schon durch recht einfache Übungen gefordert sind und Ihnen eine hohe Konzentration abverlangt wird.

Sie sollten deshalb weder müde (günstig sind Koordinationsübungen direkt nach dem Aufwärmen) noch abgelenkt sein (trainieren Sie in einer ruhigen Atmosphäre).

Schulung des Gleichgewichts

1. Stehen Sie barfuß auf einer festen Unterlage und heben Sie ein Bein.

2. Versuchen Sie, die Position für 15 Sekunden zu halten, und wechseln Sie danach das Bein.

3. Schließen Sie die Augen und versuchen Sie nochmals, für 15 Sekunden auf jeweils einem Bein zu stehen.

4. Versuchen Sie, den Einbeinstand auf verschiedenen Unterlagen auszuführen, z. B. auf einem zusammengefalteten Badetuch oder einer Matratze.

ERGÄNZENDER
ÜBUNGSHINWEIS

• Der Einbeinstand mit geschlossenen Augen dient auch als motorische Testübung (s. S. 67).

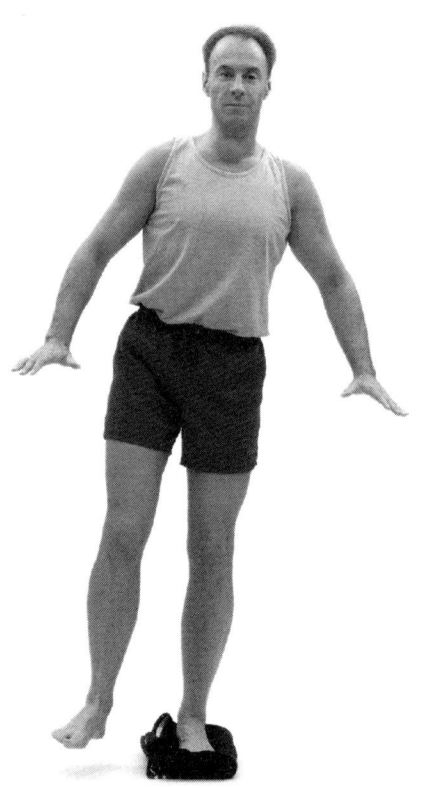

Schulung des Gleichgewichts

ÜBUNGSBESCHREIBUNG

1. Stehen Sie barfuß auf einer festen Unterlage.
2. Bewegen Sie ein Bein nach vorne und nach hinten. Bewegen Sie das Bein in Achterkreisen.
3. Führen Sie ein angewinkeltes Bein nach vorne und strecken Sie es anschließend nach hinten.
4. Bewegen Sie dazu die Arme wie bei einer Laufbewegung diagonal nach vorne und nach hinten.

ERGÄNZENDER ÜBUNGSHINWEIS

- Die Hüfte bleibt auf einer Ebene.

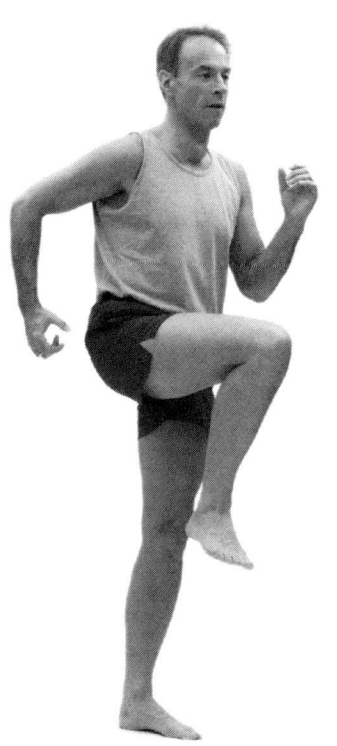

Schulung des Gleichgewichts

1. Stehen Sie mit einem Bein auf einer labilen Unterlage (Handtuch, Matratze).
2. Führen Sie mit den Armen verschiedene Bewegungen aus, bewegen Sie z. B. die Arme neben dem Körper schnell vor und zurück, falten Sie die Arme vor dem Körper und bewegen Sie sie nach rechts und nach links. Versuchen Sie dabei das Gleichgewicht zu halten.
3. Werfen Sie einen Ball gegen die Wand und fangen Sie ihn anschließend wieder auf.

ERGÄNZENDER
ÜBUNGSHINWEIS

• Sie können auch auf einem Stuhl (oder Ball) sitzen und einen Fuß heben.

Schulung des Gleichgewichts

ÜBUNGSBESCHREIBUNG

1. Strecken Sie im Vierfüßlerstand einen Arm und das gegenüberliegende Bein weg.
2. Führen Sie Knie und Ellbogen zusammen und strecken Sie Bein und Arm.
3. Heben Sie in der Endposition zusätzlich den Fuß des aufgestellten Beines an. Versuchen Sie, die Position zu halten.

ERGÄNZENDE ÜBUNGSHINWEISE
* Arm und Bein bilden mit dem Oberkörper eine Linie.
* Die Übung dient auch zur Kräftigung von Rücken- und Hüftstreckmuskulatur.

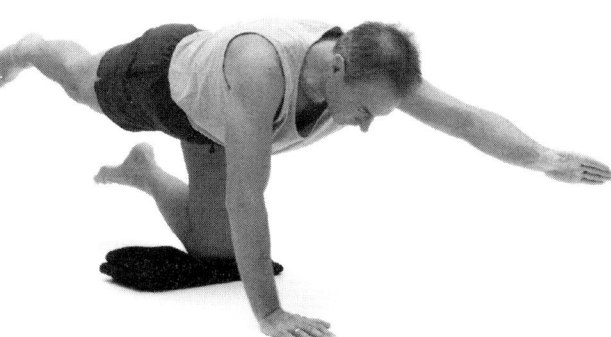

Schulung des Zeitgefühls und des Gefühls für Belastung

ÜBUNGSBESCHREIBUNG

1. Gehen oder laufen Sie. Legen Sie eine Zeit fest (z. B. 30 oder 60 Sekunden), in der Sie das Gehen (Laufen) beenden wollen. Lassen Sie eine Stoppuhr o. Ä. mitlaufen.
2. Bleiben Sie stehen, wenn Sie das Gefühl haben, die vorher festgelegte Zeit sei abgelaufen, und vergleichen Sie Ihre Schätzung mit der tatsächlich abgelaufenen Zeit.
3. Schätzen Sie nach einer bestimmten Zeit (60 oder 120 Sekunden) den Belastungspuls und vergleichen Sie ihn mit Ihrem tatsächlichen Pulswert.

ERGÄNZENDER ÜBUNGSHINWEIS
* Besonders das Schätzen des Belastungspulses sollten Sie regelmäßig durchführen, um ein Gefühl für die Belastung zu bekommen.

Schulung von Bewegungskombinationen und Rhythmus

1. Stehen Sie in Grätschstellung oder Schrittstellung und schwingen Sie die Arme abwechselnd nach vorne und hinten bzw. nach rechts und links. Kombinieren Sie das Schwingen jeweils mit einem leichten Beugen der Beine.
2. Schwingen Sie Ihre Arme gegengleich, d. h. einen Arm nach vorne, den anderen Arm nach hinten.
3. Koppeln Sie das Gehen oder Laufen mit verschiedenen Armbewegungen, z. B. vorwärts oder rückwärts Kreisen.
4. Kombinieren Sie einfache Schritte mit Armbewegungen. Gehen Sie abwechselnd nach rechts und nach links (Seitschritt) und führen Sie Ihre Arme aus der Seithalte nach oben und nach unten.

ERGÄNZENDER ÜBUNGSHINWEIS
- Kombinieren Sie die Bewegungen zusätzlich mit Musik.

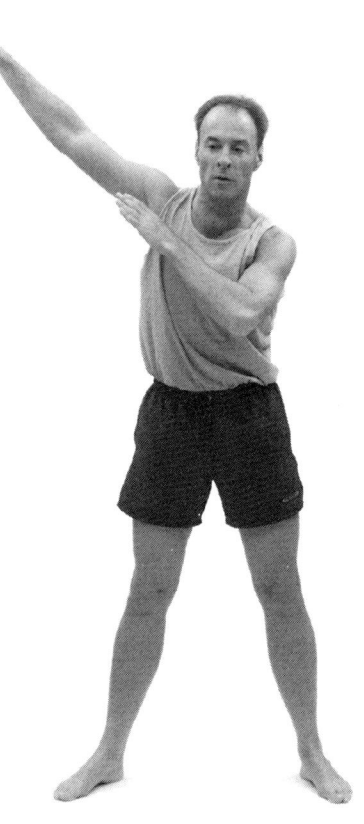

Kräftigungsübungen

Dieses Muskeltraining zielt auf eine verbesserte dynamische (bewegte) und statische (unbewegte) Kraftentwicklung sowie auf eine Optimierung des Muskelgleichgewichts. Eine gut ausgebildete Muskulatur mit einem gewissen Maß an Kraft ist eine Voraussetzung für viele körperliche Aktivitäten im Alltag (Beruf, Haushalt) und in der Freizeit (Garten, Sport). Darüber hinaus reduziert eine verbesserte Kraftsituation die Gefahr einer Überlastung Ihres Herz-Kreislauf-Systems, besonders bei überraschenden Situationen, in denen Ihnen Kraft abverlangt wird (z. B. ein Kind beim Spielen auffangen o. Ä.).

Bei Herzpatienten mit geringer Leistungsfähigkeit genügt bereits eine Trainingsintensität von 20 Prozent ihrer maximalen Leistungsfähigkeit, um nachweisbare Kraftsteigerungen zu erzielen. Dem Trainingsprinzip der ansteigenden Belastung folgend, wird danach die Intensität bei dynamischer Arbeitsweise auf über 30 Prozent der Maximalkraft erhöht. Der Krafteinsatz bei Zahlen von 15 bis 20 Wiederholungen ist eher gering bis mittel. Dies Art des Muskelkraftausdauertrainings zielt auf eine Verbesserung der Leistung in der peripheren Muskulatur, was zu einer Entlastung des Herzens führt. Muskeltraining mit Intensitäten von über 50 Prozent der maximalen Leistungsfähigkeit bergen nicht nur ein erhöhtes Risiko für das Herz-Kreislauf-System, sondern bringen im Vergleich zum Training mit geringeren Intensitäten (30 bis 40 Prozent) auch nur einen unwesentlich höheren Kraftgewinn.[20]

Beginnen Sie ein entsprechendes Muskeltraining mit niedrigen Intensitäten (etwa 10 bis 30 Prozent Ihrer Maximalkraft) und hohen Wiederholungszahlen (20 bis 40 Wiederholungen). Im Vordergrund dieses mehrere Wochen dauernden Gewöhnungstrainings stehen die Schulung der Wahrnehmung, die Verbesserung der Koordination, das Erlernen (die Anbahnung) von Bewegungsmustern und damit eine ökonomischere Bewegungsausführung.

Benutzen Sie für Ihr Kräftigungsprogramm überwiegend dynamische (bewegte) Übungsformen, die Sie langsam und kontrolliert durchführen. Dynamische Übungen fördern gleichzeitig die Koordination, gehen mit einer besseren Durchblutung einher und provozieren weniger Pressatmung, die besonders leicht bei statischen (unbewegten) Kraftbelastungen auftreten kann. Viele dynamische Übungen beinhalten jedoch auch statische Komponenten, besonders für die rumpfstabilisierenden großen Muskelgruppen. Im Hinblick auf die Bewältigung des Alltags kann das durchaus sinnvoll sein. Allerdings sollte die Intensität dieser Übungen eher niedrig sein, die Haltezeit mit etwa 15 bis 20 Sekunden dafür länger.

Üben oder trainieren Sie so, dass Sie die Übungen nach der Borg-Skala zum subjektiven Belastungsempfinden (s. S. 57) als leicht oder etwas schwer (anstrengend) empfinden. Wichtig ist, dass Sie beim Üben noch gleichmäßig atmen und die Übung (Haltung) gleichmäßig und korrekt bis zum Ende durchführen können. Die Belastung für das Herz-Kreislauf-System und für Sehnen, Bänder und Gelenke ist dadurch deutlich verringert.

Kräftigung der Schultergürtel- und Brustmuskulatur

ÜBUNGSBESCHREIBUNG

1. Haken Sie die Finger ineinander und ziehen Sie sie für etwa 5 Sekunden auseinander. Ziehen Sie bewusst die Schulterblätter zusammen.
2. Legen Sie die Handballen in Schulterhöhe aneinander und drücken Sie die Handballen für etwa 5 Sekunden gegeneinander.

ERGÄNZENDER ÜBUNGSHINWEIS

• Achten Sie auf eine gleichmäßige Atmung.

Kräftigung der Schulterblatt-muskulatur

1. Stellen Sie sich mit dem Rücken im Abstand von etwa zwei Fußlängen an eine Wand.
2. Winkeln Sie die Unterarme an und legen Sie die Oberarme leicht abgespreizt an die Wand. Spannen Sie die Rumpfmuskulatur an.
3. Drücken Sie sich mit den Ellbogen von der Wand weg, sodass sich die Schulterblätter von der Wand entfernen. Schieben Sie aktiv das Brustbein nach vorne und oben.
4. Sie spüren die Spannung an der Schulterrückseite und zwischen den Schulterblättern.

ERGÄNZENDER ÜBUNGSHINWEIS

- Sie erreichen mit der Übung gleichzeitig eine Aufrichtung der Brustwirbelsäule.

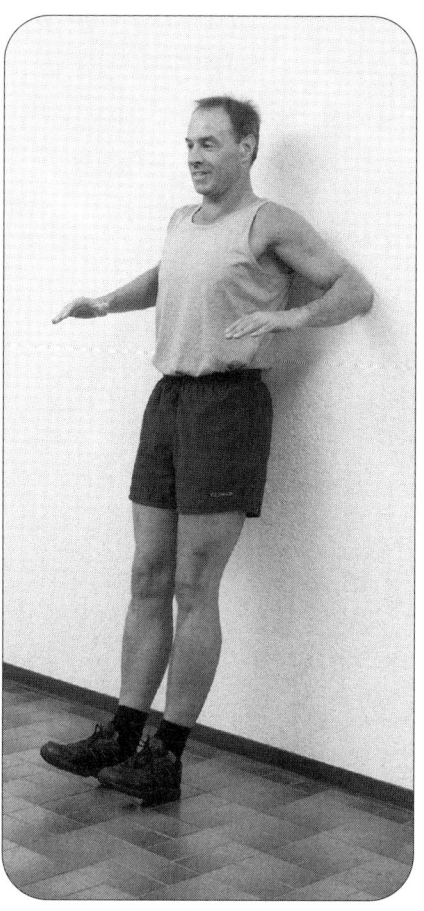

Kräftigung der Armstreck- und Schultergürtelmuskulatur

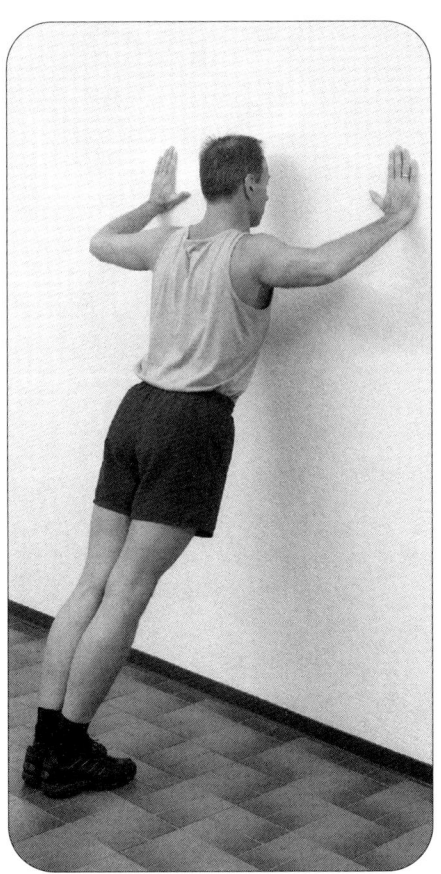

1. Stützen Sie sich schulterbreit an einer Wand (Regal, Tisch) ab. Spannen Sie Ihre Rumpfmuskulatur an.
2. «Abgewandelter Liegestütz»: Beugen und strecken Sie die Arme.
3. Sie spüren die Spannung an der Rückseite der Oberarme und in der vorderen Schultermuskulatur.

ERGÄNZENDE ÜBUNGSHINWEISE

• Den Körper halten Sie durch ausreichende Rumpfspannung (Gesäß und Bauchmuskulatur) stabil.
• Achten Sie auf eine gleichmäßige Atmung (strecken – ausatmen, beugen – einatmen).

Kräftigung der Armstreck- und Schultergürtelmuskulatur

ÜBUNGSBESCHREIBUNG

1. Setzen Sie sich aufrecht auf die Kante der Sitzfläche.
   Stützen Sie die Hände neben dem Gesäß auf dem Stuhl auf.
2. Beugen und strecken Sie abwechselnd die Arme und schieben
   Sie dabei das Gesäß etwas nach unten.

ERGÄNZENDE ÜBUNGSHINWEISE

* Lassen Sie das Gesäß am Stuhl nach un
  ten sinken, ohne dabei zusätzlich die Wirbelsäule zu
  beugen.
* Halten Sie die Schultern
  stabil.

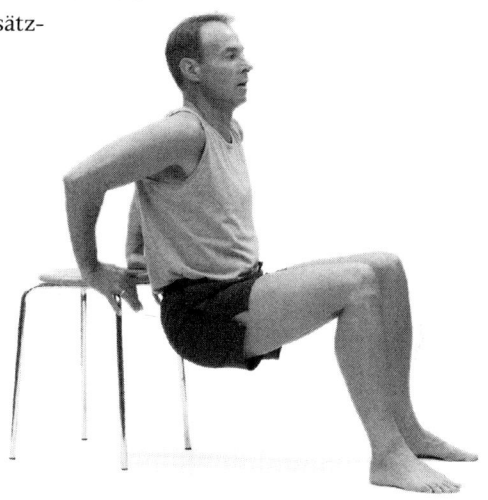

Kräftigung der Rückenmuskulatur

ÜBUNGSBESCHREIBUNG

1. Neigen Sie im Sitzen
   (oder Stehen) Ihren geraden
   Oberkörper nach vorne.
2. Strecken Sie einen Arm
   nach vorne, den anderen
   Arm nach hinten.
3. Kraulbewegung: Führen
   Sie die Arme wechselseitig
   dicht am Körper entlang
   nach vorne und nach
   hinten.

ERGÄNZENDE ÜBUNGSHIN-
WEISE
- Halten Sie das Brustbein
  vorne.
- Führen Sie die Arme
  dicht am Körper ent-
  lang.

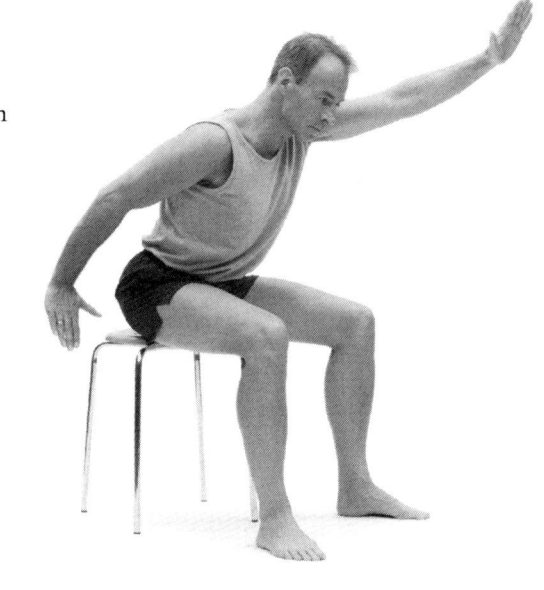

Kräftigung der Rückenmuskulatur

1. Beugen Sie im Stand die Beine.
2. Stützen Sie sich mit einer Hand am Knie ab.
3. Drehen Sie die andere Hand, die Schulter und den Kopf nach hinten. Führen Sie die zurückgedrehte Hand dicht am Ohr vorbei nach hinten.

ERGÄNZENDE ÜBUNGSHINWEISE
- Halten Sie Ihr Becken stabil, d. h., drehen Sie es nicht mit.
- Schauen Sie Ihrer Hand nach.

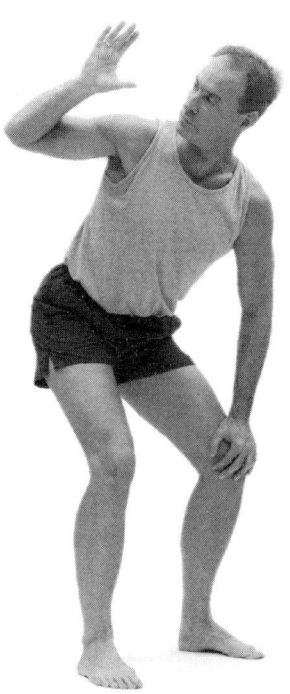

Kräftigung der seitlichen Rumpfstabilisatoren

ÜBUNGSBESCHREIBUNG
1. Setzen Sie sich aufrecht auf einen Stuhl.
2. Heben Sie abwechselnd die rechte und die linke Gesäßhälfte nach oben und führen Sie gleichzeitig den jeweils diagonalen Arm hoch.

ERGÄNZENDER ÜBUNGSHINWEIS
• Mit der Übung mobilisieren Sie gleichzeitig den Becken- und Lendenwirbelsäulenbereich.

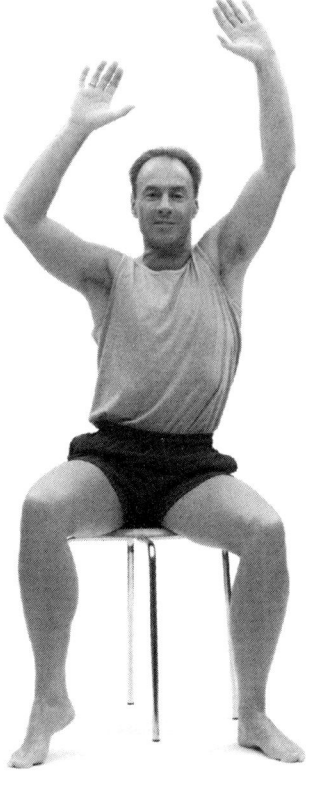

Kräftigung der Rumpfmuskulatur
(dynamische Stabilisation)

ÜBUNGSBESCHREIBUNG

1. Heben Sie im aufrechten Sitz (Stand) einen Fuß leicht an und halten Sie die gestreckten Arme neben Ihrem Körper.
2. Bewegen Sie Ihre Arme in schnellen, kleinen Bewegungen nach vorne und nach hinten. Falten Sie die Arme vor dem Körper und bewegen Sie sie nach rechts und nach links.
3. Heben Sie Ihre Arme nach oben. Bewegen Sie sie gegengleich vor und zurück.

ERGÄNZENDER ÜBUNGSHINWEIS

• Stabilisieren Sie Ihren Oberkörper, sodass dieser möglichst ruhig bleibt.

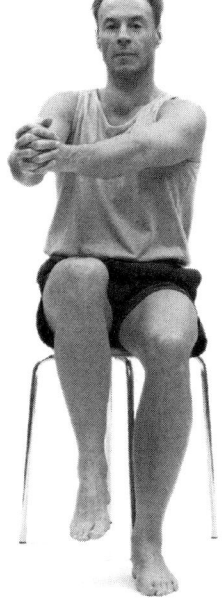

Kräftigung der Bauchmuskulatur

1. Setzen Sie sich aufrecht auf einen Stuhl.
2. Ziehen Sie ein Knie nach oben und versuchen Sie, es mit dem gegenüberliegenden Ellbogen zu berühren.
3. Tippen Sie mit beiden Füßen abwechselnd rechts und links (vorne und hinten) auf den Boden.

ERGÄNZENDE ÜBUNGSHINWEISE
* In einer Variation drücken Sie mit einer Hand auf das gegenüberliegende Knie.
* Atmen Sie gleichmäßig!

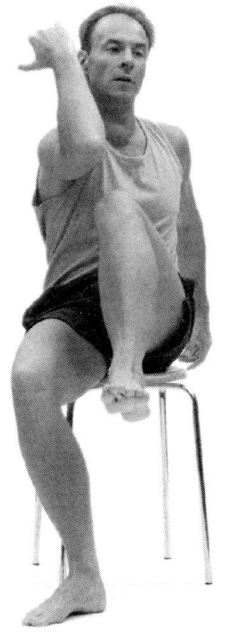

Ganzkörperkräftigung

ÜBUNGSBESCHREIBUNG

1. Begeben Sie sich in den Vierfüßlerstand (Bankstellung).
2. Spannen Sie Ihre Bauchmuskulatur an.
3. Tippeln Sie ganz schnell mit den Händen auf dem Boden.
4. Versuchen Sie, im Vierfüßlerstand die Knie «leicht zu machen» oder ggf. um einen Zentimeter anzuheben.

ERGÄNZENDE ÜBUNGSHINWEISE

- Atmen Sie gleichmäßig weiter.
- Stabilisieren Sie den Rumpf (Gesäß und Bauchmuskulatur anspannen) während der Übungsausführung.

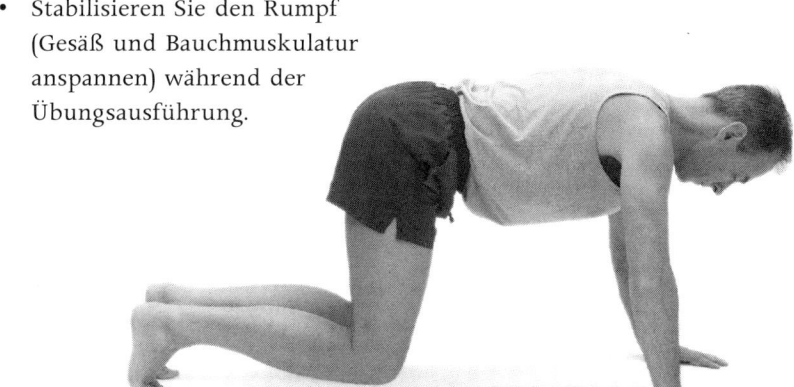

Kräftigung der Hüftmuskulatur

1. Einbeinstand: Heben Sie im aufrechten Stand einen Fuß leicht an.
2. Ziehen Sie die Hüfte der Spielbeinseite mehrmals nach oben und wechseln Sie zur anderen Seite.
3. Führen Sie das Spielbein nach hinten und achten Sie darauf, dass Sie dabei nicht ins Hohlkreuz ausweichen.

ERGÄNZENDER ÜBUNGSHINWEIS

• Wechseln Sie nach etwa 30 Sekunden das Bein.

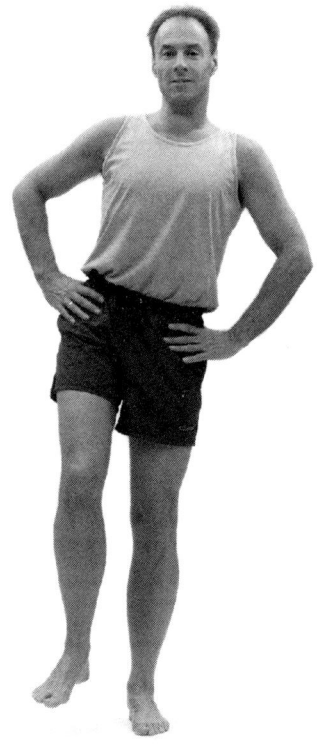

Kräftigung der Bein- und Rückenmuskulatur

1. Stehen Sie mit hüftbreit geöffneten Beinen im Parallelstand.
2. Beugen Sie die Beine, sodass Unter- und Oberschenkel etwa einen rechten Winkel bilden.
3. Führen Sie gleichzeitig die gestreckten Arme nach oben.

ERGÄNZENDE ÜBUNGSHINWEISE

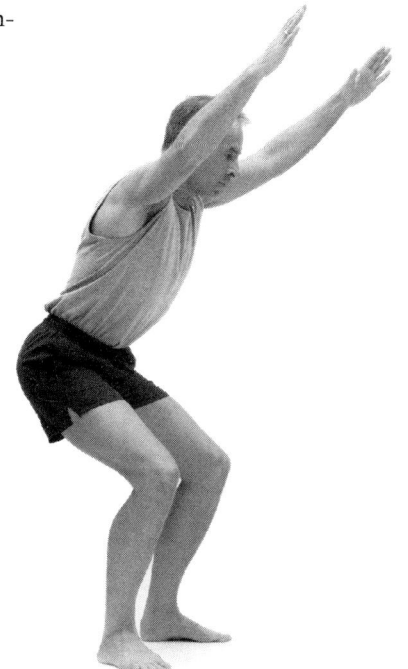

- Beugen Sie die Beine um maximal 90°.
- Neigen Sie bei der «Bückbewegung» gleichzeitig den Oberkörper leicht nach vorne.

Kräftigung der Rückenmuskulatur

1. Bankstellung: Stellen Sie sich in den Vierfüßlerstand.
2. Strecken Sie ein Bein nach hinten und den diagonalen Arm nach vorne.
3. Führen Sie Ellbogen und Knie unter dem Körper zusammen (Rumpf beugen und ausatmen) und strecken Sie den Arm und das Bein wieder (Einatmen).

ERGÄNZENDER ÜBUNGSHINWEIS

* Sie mobilisieren gleichzeitig Ihre Wirbelsäule.

Übungen mit Handgeräten

Übungen mit dem Thera-Band

Das Training mit dem Thera-Band ist ein sehr wirkungsvoller Weg zur Steigerung der Leistungsfähigkeit aller wichtigen Muskelpartien. Daneben kann es wirkungsvoll zur Ausdauerschulung eingesetzt werden.

Für das Üben mit dem Thera-Band beachten Sie bitte einige spezielle Hinweise:

- In der Ausgangsstellung sollte das Band bereits *leicht vorgedehnt* sein!
- Das Band ist je nach Übung mit den Händen, den Füßen, an Gegenständen (Tür) oder an einem Partner zu fixieren. Dabei helfen zusätzliche Hilfsmaterialien (Griffe, Thera-Band-Assist). Auf eine *sichere Befestigung* (Knoten, Schlingen) des Bandes ist zu achten.
- Zur Fixierung wird das Band so um die Hände geschlungen, dass es allein durch den Zug hält.
- Die Bewegungen werden *fließend* und in *gleichmäßigem Tempo* durchgeführt, ohne das Band bei der Rückführung «zurückschnalzen» zu lassen.
- Die *Farbe des Thera-Bandes* kennzeichnet den Widerstand. Für die Herzgruppen sind i.d.R. das gelbe und rote Band sinnvoll.
- Günstig ist eine *Bandlänge von 200 cm bis 250 cm.*

Ausdauerschulung / Aufwärmen

1. Fixieren Sie das Thera-Band in Hüfthöhe zwischen Tür und Türrahmen. Legen Sie das Thera-Band breitflächig um Ihre Hüfte.
2. Gehen (laufen) Sie gegen den Widerstand des Bandes nach vorne und nach hinten.
3. Gehen (laufen) Sie bei gedehntem Band auf der Stelle.
4. Kombinieren Sie verschiedene Bein- und Armbewegungen miteinander. Gehen Sie z. B. abwechselnd nacheinander einen Schritt nach vorne, danach wieder nach hinten (Basisschritt). Öffnen Sie beim Vorgehen beide Arme in U-Halte, schließen Sie die Arme beim Zurückgehen.

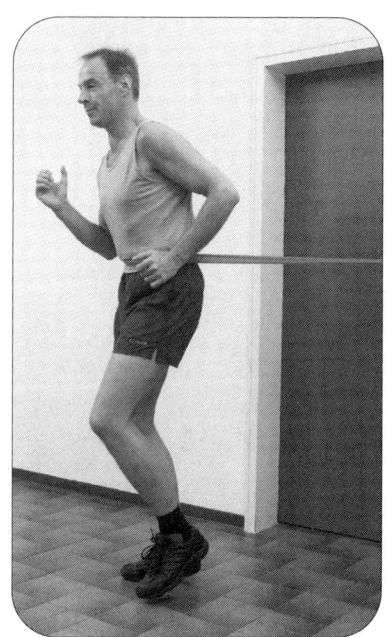

ERGÄNZENDE
ÜBUNGSHINWEISE

- Achten Sie auf eine aufrechte Körperhaltung.
- Kombinationen sind koordinativ und körperlich anspruchsvoller. Achten Sie auf Ihren Puls und überlasten Sie sich nicht!
- Übungsformen wie unter Punkt 4 lassen sich sehr gut auch mit einer zusätzlichen Verbindung der Beine durchführen (Therarobics).

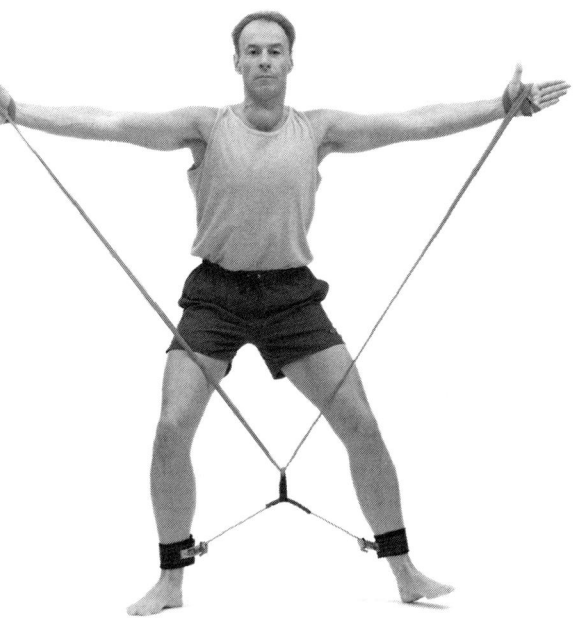

Kräftigung der Bauchmuskulatur

ÜBUNGSBESCHREIBUNG

1. Befestigen Sie das Thera-Band etwa auf Brusthöhe an einer Tür.
2. Stehen Sie senkrecht zum Band und halten Sie es vor Ihrer Brust. Drehen Sie den Oberkörper nach rechts und nach links.
3. Ziehen Sie das Thera-Band mit gestreckten Armen vor Ihrem Körper vorbei. Rotieren Sie den Oberkörper im Bewegungssektor Ihrer Beine (also von Knie zu Knie).

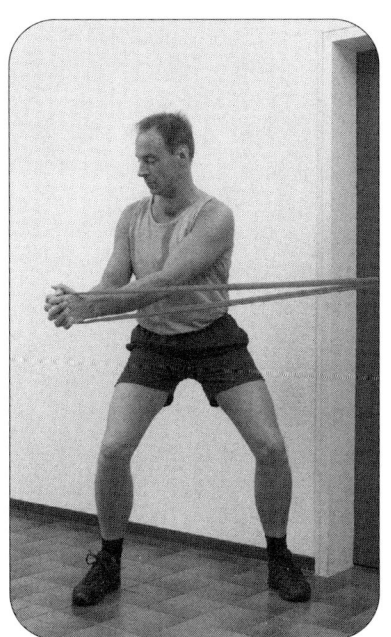

ERGÄNZENDE ÜBUNGSHINWEISE

• Übungsalternative: Umwickeln Sie die Füße mit dem Thera-Band und halten Sie es mit gestreckten Armen in Ihren Händen. Drehen Sie den Oberkörper nach rechts und nach links.
• Die Hüfte bleibt in ihrer Position fixiert und macht die Bewegung des Oberkörpers nicht mit.

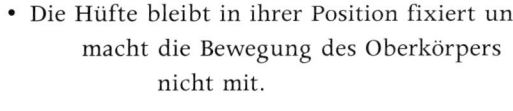

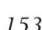

Kräftigung der Aufrichtemuskulatur

1. Stellen Sie sich in der Grätschstellung mit einem Fuß auf das
   Thera-Band. Umfassen Sie das
   Thera-Band nahe Ihrem Knie mit
   gestreckten Armen.
2. Ziehen Sie das Thera-Band vom
   Fuß weg diagonal nach oben
   zur anderen Seite. Strecken
   Sie Ihren ganzen Körper und
   schauen Sie während der
   Übungsausführung den Händen
   nach.
3. Bewegen Sie sich wieder langsam
   in die Ausgangsposition zurück.

ERGÄNZENDER ÜBUNGSHINWEIS

• Durch die Komplexität der Übung
  wird die Rumpf-, besonders die Aufrichtemuskulatur auf anspruchsvolle
  Weise trainiert.

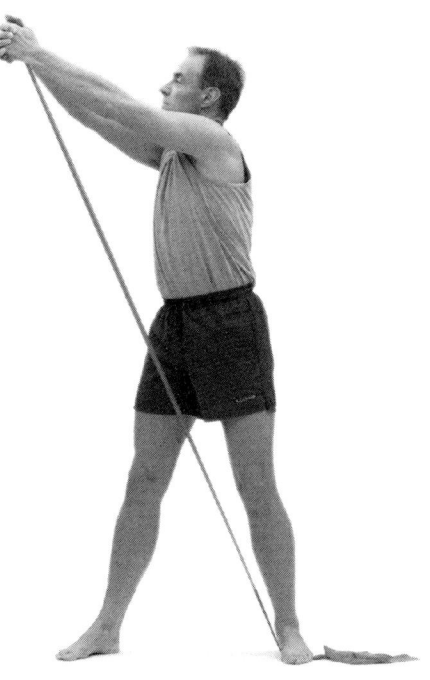

Kräftigung der Rumpfmuskulatur

1. Fixieren Sie das Thera-Band in Brusthöhe an einer Tür. Stehen Sie im aufrechten Stand und halten Sie das Thera-Band in einer Hand vor dem Körper.
2. Beugen Sie Ihre Knie- und Hüftgelenke und ziehen Sie mit gestrecktem Arm von vorne neben den Körper. Versuchen Sie trotz des entstehenden Drehmoments die aufrechte Haltung zu stabilisieren.
3. Ziehen Sie gleichzeitig das Thera-Band aus unterschiedlichen Richtungen neben den Körper.

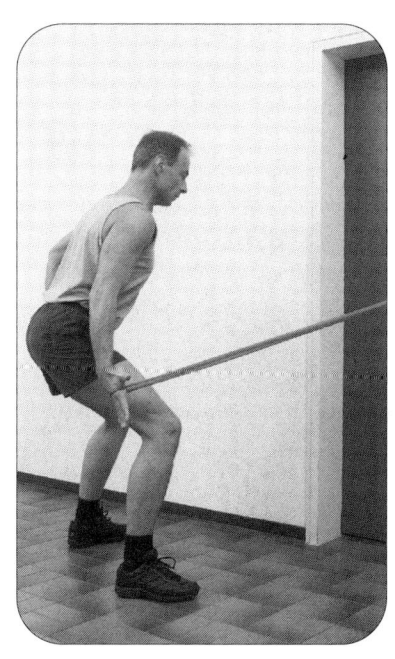

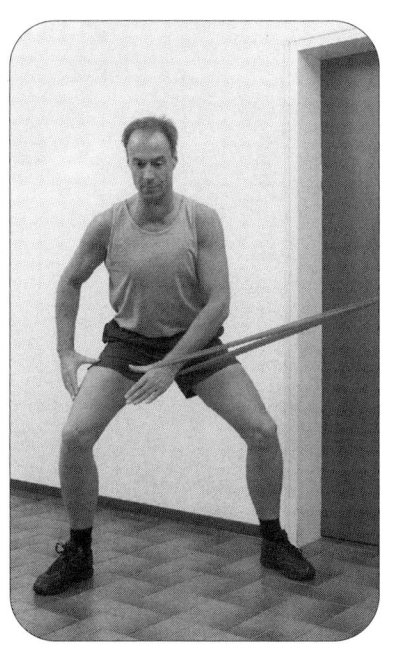

ERGÄNZENDE ÜBUNGSHINWEISE

* Eine leichtere Übungsvariante ist das Training im Sitzen.
* Vermeiden Sie eine Drehung des Körpers.
* Sie trainieren mit der Übung gleichzeitig das gesunde Bücken.

Kräftigung der Schulter- und Rückenmuskulatur

1. Beugen Sie im Parallelstand die Beine und fixieren Sie das Thera-Band unter Ihren Füßen.
2. Neigen Sie den Oberkörper leicht nach vorne.
3. Ziehen Sie Ihre Ellbogen am Körper entlang nach hinten und oben.

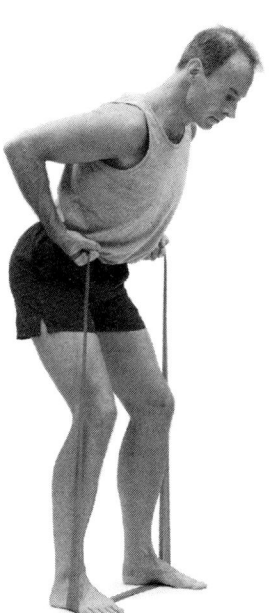

ERGÄNZENDE ÜBUNGSHINWEISE

- Achten Sie darauf, dass sich die Wirbelsäule bei der Übungsausführung nicht mitbewegt.
- Übungsalternative im Sitzen: Umwickeln Sie die Füße mit dem Thera-Band und fassen Sie mit aufrechtem Oberkörper die Enden. Ziehen Sie die Ellbogen nach hinten.

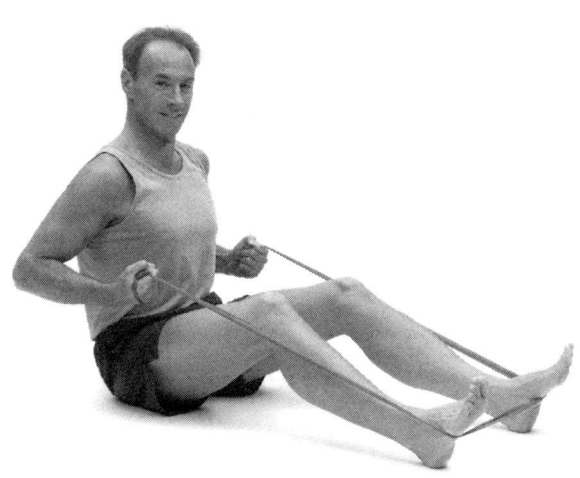

Kräftigung der Schultergürtelmuskulatur

1. Stehen Sie in Schrittstellung und fixieren Sie das Thera-Band unter dem vorderen Fuß.
2. Beugen Sie den aufgerichteten Oberkörper leicht nach vorne. Stabilisieren Sie Ihren Rumpf.
3. Ziehen Sie beide Arme seitlich nach oben.

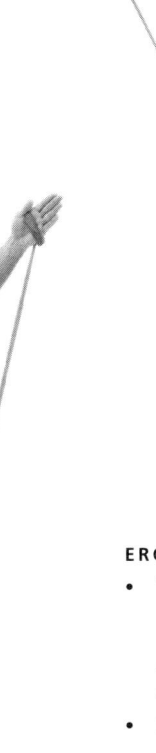

ERGÄNZENDE ÜBUNGSHINWEISE

• Übungsalternative: Beugen Sie das vordere Bein und ziehen Sie gleichzeitig die Arme nach vorne oben.
• Lassen Sie Ihre Schultern unten.

Kräftigung der Hüft- und Beinmuskulatur

1. Fixieren Sie das Thera-Band am Unter-
   schenkel oberhalb Ihres Sprunggelenkes.
2. Stehen Sie senkrecht zum Band und
   spannen Sie Ihre Rumpfmuskulatur an.
3. Führen Sie das Spielbein nach hinten.
4. Stehen Sie seitlich zum Band und
   führen Sie das Spielbein über
   Kreuz an Ihrem Standbein vorbei
   nach außen.
5. Stehen Sie rücklings zum Band
   und führen Sie das Spielbein nach
   vorne.

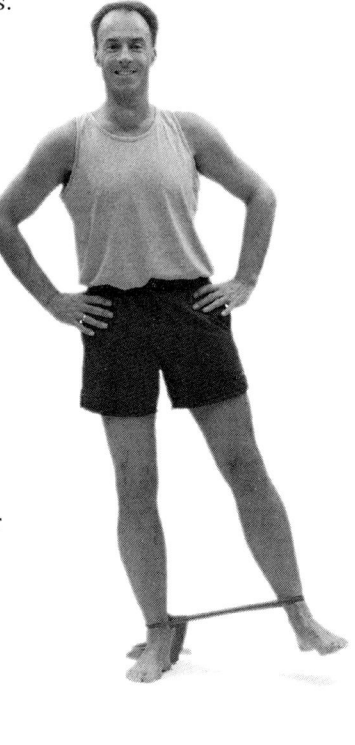

ERGÄNZENDE ÜBUNGSHINWEISE
- Sie können die Übung auch mit einem
  Partner oder ohne Fixierung an der Tür
  mit einer Schlinge ausführen.
- Achten Sie darauf, dass Sie bei der
  Beinbewegung die Gesäß- und die
  Bauchmuskulatur anspannen. Kontrol-
  lieren Sie die Stabilisation mit Ihren
  Händen.
- Das Standbein ist leicht gebeugt. Die Mus-
  kulatur des Standbeines wird statisch mittrainiert.

Übungen mit dem Fitnessball

Der Gymnastik- oder Fitnessball ist aufgrund seiner vielseitigen Verwendbarkeit und eines hohen Aufforderungscharakters sehr beliebt. Intensive Körperwahrnehmung und Entspannung sind genauso möglich wie ein gezieltes Muskel- und Koordinationstraining.

Für das Üben mit dem Fitnessball beachten Sie bitte einige spezielle Hinweise:

- Machen Sie sich zuerst mit dem Ball vertraut. *Gewöhnen Sie sich an die Eigenschaften des Balls* und die verschiedenen Positionen auf dem Ball (Sitz, Bauchlage, Rückenlage).
- Führen Sie die Übungen zunächst behutsam aus. Sie sollten jederzeit in der Lage sein, *jede Bewegungen abzustoppen.*
- Achten Sie während des Übens, insbesondere beim Hüpfen und Wippen auf eine *aufrechte Haltung.*
- Bei zu glattem oder zu hartem Boden können Sie eine *Gymnastikmatte als Unterlage* benutzen.
- Achten Sie beim Hinsetzen darauf, dass sich der Gymnastikball auch wirklich unter Ihrem Gesäß befindet.

Gleichgewichtsschulung und Kreislaufaktivierung

1. Setzen Sie sich auf den Ball. Gehen Sie auf der Stelle und variieren Sie dabei die Fußstellung (Ball-Aerobic):
   * Hüftbreit gehen
   * Schulterbreit gehen
   * Seitlich auseinander und zusammen gehen
   * Nacheinander nach vorne und wieder zurück gehen (Basis-schritt)
   * Nacheinander nach vorne auseinander gehen (V-Stepp) und hinten wieder schließen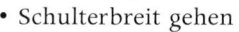
2. Kombinieren Sie die Beinbewegungen mit unterschiedlichen Armbewegungen:
   * Arme pendeln neben dem Körper
   * Arme seitlich auf und ab bewegen
   * Unterarme wechselseitig anwinkeln
   * Arme in der U-Halte nach vorne und hinten bewegen
   * Arme schräg nach oben strecken

ERGÄNZENDER ÜBUNGSHINWEIS

* Probieren Sie einfach verschiedene Bewegungsmuster aus und bleiben Sie dabei in Bewegung.

Gleichgewichtsschulung und Kreislaufaktivierung

1. «Skihüpfer»: Bewegen Sie die Beine nach rechts und links.
2. «Hampelmann»: Öffnen und schließen Sie beim Federn die Beine und führen Sie die Arme nach oben und unten. Klatschen Sie oben in die Hände.

- Achten Sie auf eine gleichmäßige Atmung und Ihren Trainingspuls.
- Fixieren Sie zu Beginn den Ball mit den Händen.

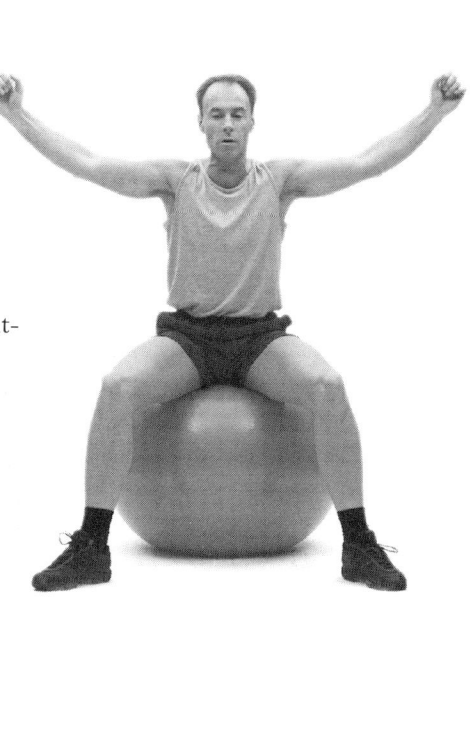

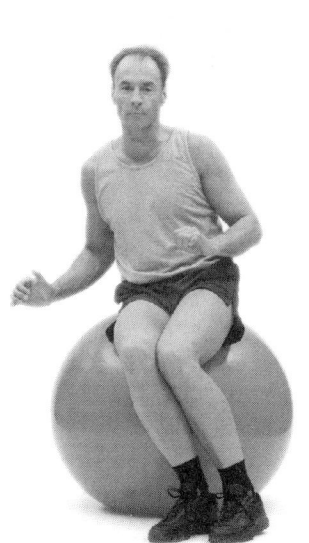

Kräftigung der Rücken- und Bauchmuskulatur

ÜBUNGSBESCHREIBUNG

1. Setzen Sie sich aufrecht auf den Ball. Nehmen Sie Ihre Arme in die U-Halte-Position.
2. Neigen Sie den Oberkörper abwechselnd nach vorne und nach hinten.
3. «Hacken»: Führen Sie in der Endposition jeweils kleine schnelle Bewegungen durch.

ERGÄNZENDER
ÜBUNGSHINWEIS

• Achten Sie auf eine gleichmäßige Atmung.

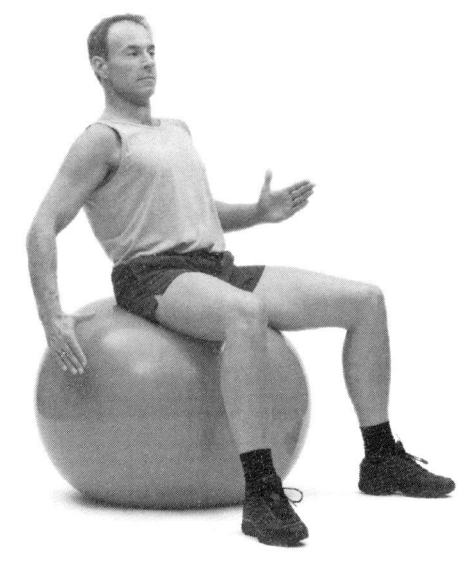

Kräftigung der Rückenmuskulatur

1. Knien Sie hinter dem Ball und legen Sie sich über den Ball.
   Legen Sie beide Hände an den Ball.
2. Richten Sie den Oberkörper auf und drehen Sie ihn zu einer Seite hin
   auf. Nehmen Sie dabei den Arm auf der jeweiligen Seite angewinkelt
   neben den Kopf.

ERGÄNZENDE ÜBUNGSHINWEISE

- Übungsalternative: Heben und senken Sie den Oberkörper. Rollen Sie
  ihn bewusst nach oben bis zur Waagerechten an. Der Brustkorb verlässt
  dabei den Ball «Rippe für Rippe» (zur Eigenkontrolle).
- Das Becken und der Bauch haben
  vollen Kontakt zum Ball.
- Der Ball als labile Unterlage schult
  Gleichgewicht, Koordination und
  Reaktion.

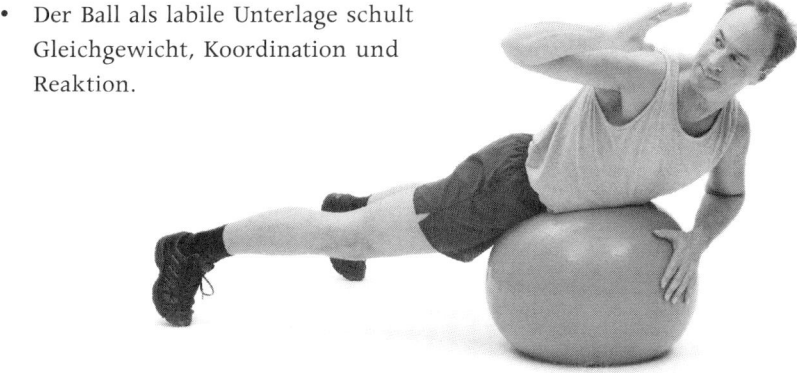

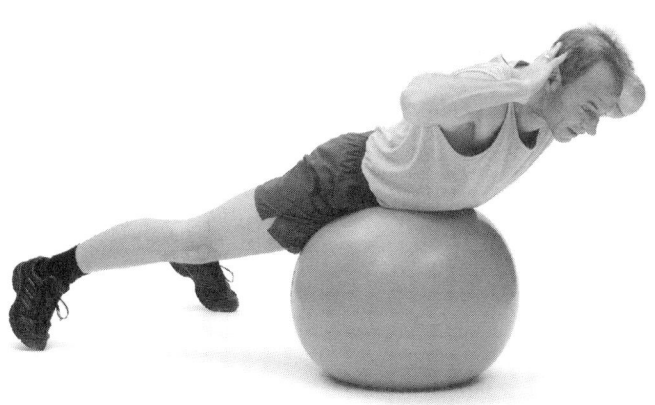

Kräftigung der Schultergürtel-, Arm- und Rückenmuskulatur

1. Legen Sie sich bäuchlings auf den Ball.
2. Wandern Sie mit Ihren Händen nach vorne, bis Ihr Becken auf dem Ball aufliegt. Der Körper bildet dabei eine Linie, d. h., die Wirbelsäule ist gestreckt.
3. Tippeln Sie mit den Händen schnell auf der Stelle, nach rechts und links, nach vorne und hinten.

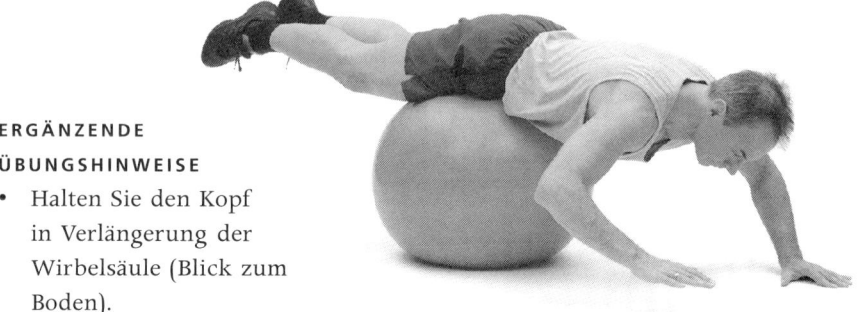

ERGÄNZENDE
ÜBUNGSHINWEISE
* Halten Sie den Kopf
  in Verlängerung der
  Wirbelsäule (Blick zum
  Boden).
* Tippeln Sie mit den Händen
  in breiter und in schmaler Handstellung.
* Halten Sie die Körperspannung
  und achten Sie auf die Atmung.

Kräftigung der Gesäß- und Rumpfmuskulatur

1. Halten Sie im Sitz bewusst Ihren Oberkörper aufrecht, indem Sie Ihr Brustbein anheben.
2. Gehen Sie mit den Füßen in kleinen Schritten so weit nach vorne, dass Sie in Rückenlage mit dem Schultergürtel auf dem Ball liegen. Halten Sie Ihre Rumpfspannung und stemmen Sie Ihre Arme fußwärts.
3. Gehen Sie auf der Stelle (nach rechts, nach links) und balancieren Sie mit den Schultern auf dem Ball.

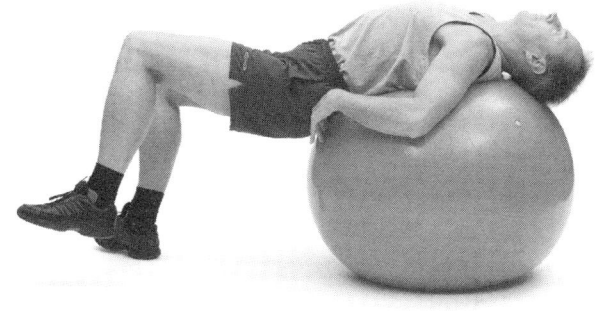

ERGÄNZENDE
ÜBUNGSHINWEISE

• Stabilisieren Sie den Rumpf durch Anspannung der Gesäß- und der Bauchmuskulatur. Der Kopf kann auch auf dem Ball abgelegt werden.
• Sie erhalten eine reaktive Aktivierung der gesamten Rumpfmuskulatur.

Dehnung der Bauch- und Brustmuskulatur

ÜBUNGSBESCHREIBUNG

1. Setzen Sie sich auf den Ball. Rollen Sie mit dem Gesäß etwas nach unten.
2. Legen Sie den Oberkörper und den Kopf behutsam auf dem Ball ab.
3. Wenn keine Schmerzen auftreten, können Sie Ihre Arme auch nach hinten nehmen.

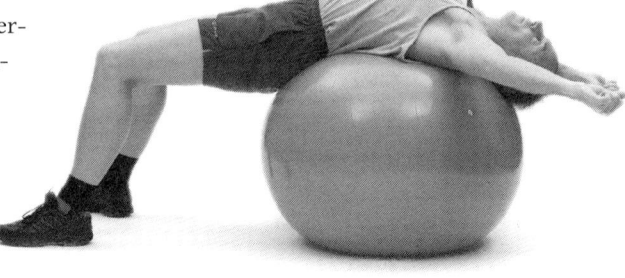

ERGÄNZENDER
ÜBUNGSHINWEIS

• Bei dieser Übung kommt es auch zur Streckung der Brustwirbelsäule.

Übungen mit dem Stab

Übungen mit dem Stab sind gut geeignet zur Verbesserung der Koordination, der Beweglichkeit und der Kraftausdauer. Der Stab mag vielleicht etwas antiquiert erscheinen, aber er ist kostengünstig und leicht zu handhaben. Prinzipiell können viele der Übungen ohne Handgerät auch mit dem Stab ausgeführt werden. So ist eine Ausdauerschulung in Form von Gehen oder Laufen auch in Kombination mit Armbewegungen möglich, bei denen der Stab nach vorne und hinten, nach oben und unten, von rechts nach links oder um den Körper herum geführt bzw. geschwungen wird.

Schulung der Koordination

1. Balancieren Sie den Stab mit verschiedenen Körperteilen (Hand, Finger, Kopf,
   Knie).
2. Halten Sie den Stab in beiden Händen.
   Werfen Sie ihn in unterschiedlichen Variationen nach oben und fangen Sie ihn wieder, z. B. von unten werfen und von oben
   fangen oder von oben werfen und über
   Kreuz fangen.

ERGÄNZENDER ÜBUNGSHINWEIS

• Sie können den Stab auch einem
  Partner zuwerfen.

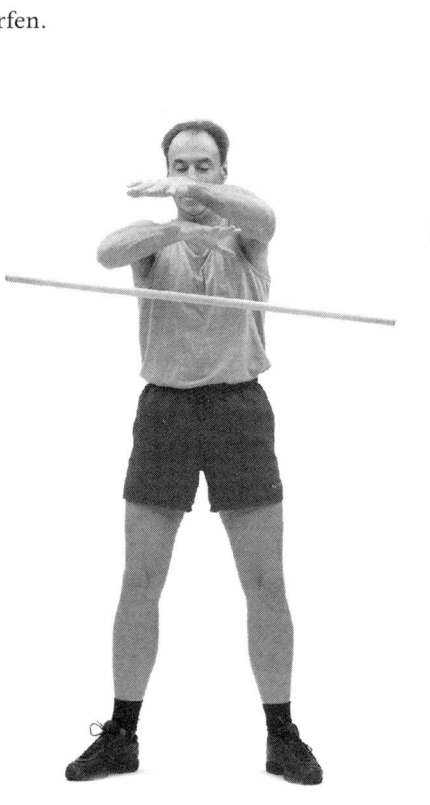

Kräftigung der Unterarm- und Handmuskulatur

1. Halten Sie im Stehen oder Sitzen den Stab in beiden Händen.
2. Drehen Sie den Stab in den Händen (den Fingern) nach vorne (hinten).

ERGÄNZENDER
ÜBUNGSHINWEIS

• Variieren Sie das Bewegungstempo.

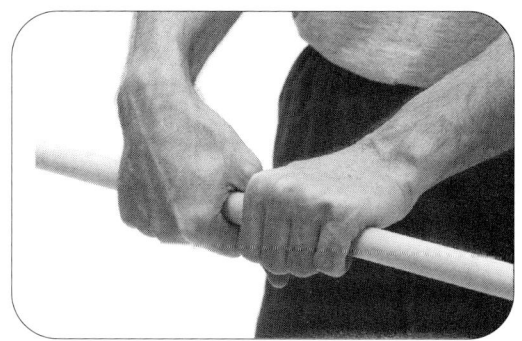

Kräftigung der Bein- und Rückenmuskulatur

ÜBUNGSBESCHREIBUNG

1. Halten Sie im aufrechten Stand den Stab an Ihren Rücken.
2. Beugen und strecken Sie abwechselnd Ihre Beine (maximal um 90 Grad). Neigen Sie beim Beugen den aufrechten Oberkörper leicht nach vorne.
3. Halten Sie den Stab vor dem Körper. Beim Strecken der Beine nehmen Sie den Stab nach oben («Hantel anheben»).
4. Halten Sie den Stab auf der Brust. Beugen Sie Ihre Beine und strecken Sie dabei den Stab nach oben.

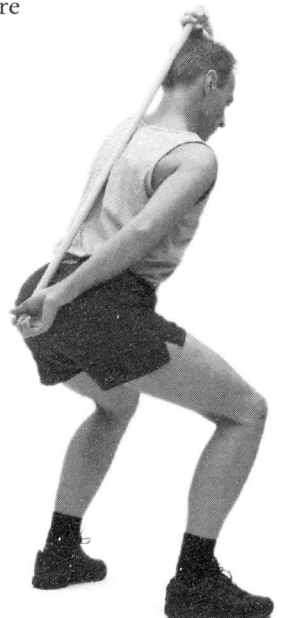

ERGÄNZENDER ÜBUNGSHINWEIS
- Sie schulen gleichzeitig die Bück- und Hebetechnik, mit dem Stab kontrollieren Sie die Oberkörperposition.

Kräftigung der Rückenmuskulatur

1. Stehen Sie mit gebeugten Beinen und halten Sie den Stab hinter Ihrem Kopf auf den Schultern.
2. Neigen Sie den aufrechten Oberkörper leicht nach vorne.
3. Drehen Sie den Oberkörper behutsam nach rechts und nach links.

ERGÄNZENDER ÜBUNGSHINWEIS

• Halten Sie bei der Oberkörperbewegung die Hüfte stabil.

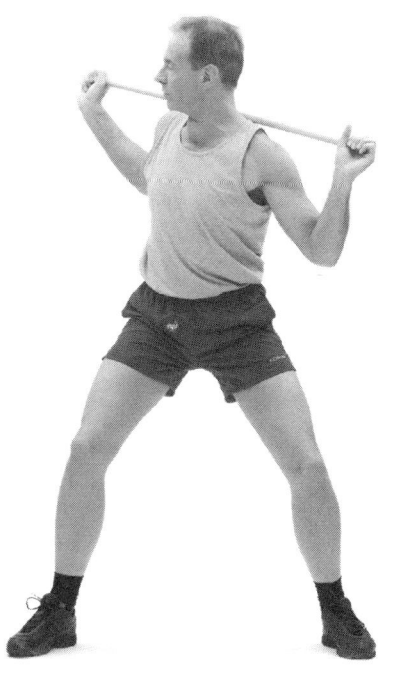

Kräftigung der Nackenmuskulatur

1. Greifen Sie im aufrechten Stand den Stab von oben.
2. «Kreuzheben»: Heben Sie die Arme, bis
   sich die Ellbogen etwas über den Schultern
   befinden.

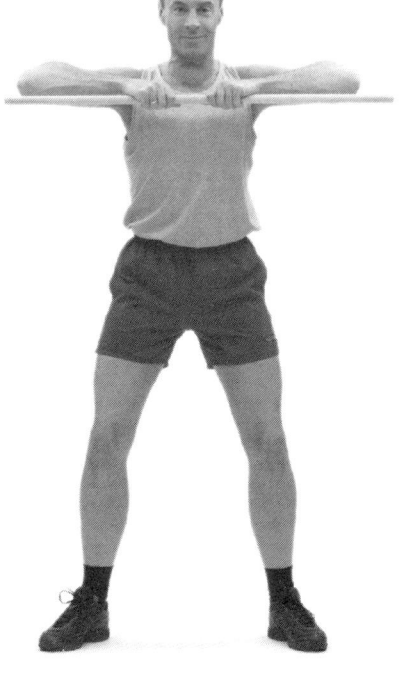

ERGÄNZENDER ÜBUNGSHINWEIS
• Führen Sie die Hände
  am Körper entlang nach oben und
  nach unten.

Kräftigung der Bauchmuskulatur

1. Setzen Sie sich auf den Boden und legen Sie den Stab vor Ihre Füße.
2. Rollen Sie den Stab mit den Füßen nach vorne und nach hinten.
3. Tippen Sie die Füße im Wechsel vor und hinter (rechts und links von) dem Stab auf den Boden.

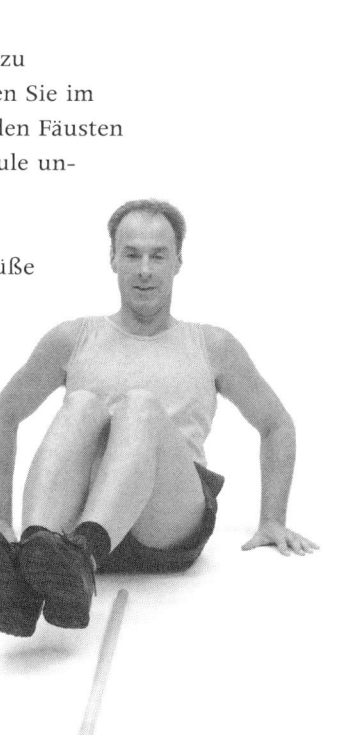

ERGÄNZENDE
ÜBUNGSHINWEISE

• Um die aufrechte Oberkörperhaltung zu unterstützen, können Sie im Unterarmstütz mit den Fäusten die Lendenwirbelsäule unterstützen.
• Intensiver wird die Übung, wenn die Füße nicht den Boden berühren.

Das Entspannungsprogramm

HANS-DIETER KEMPF

Der harmonische Wechsel von Belastung und Entlastung, von Anspannung und Entspannung ist ein natürliches Lebensprinzip – ohne Anspannung keine Entspannung.

Das Leben wird heute größtenteils von Aktivität, Leistung und Stress dominiert. Umgangssprachlich wird Stress dabei gleichgesetzt mit Zeitknappheit, Hetze, Hektik, Überlastung, Nervosität oder Schlaflosigkeit. Seyle, der Begründer des Stressbegriffs, definierte Stress als die unspezifischen Reaktionen des Körpers auf jede an ihn gestellte Anforderung. Die Bedingungen, die im Menschen Stressreaktionen auslösen, werden auch als Stressoren bezeichnet. Zu ihnen wird alles gezählt, was in irgendeiner Form auf den Organismus einwirkt (s. S. 37ff.).

Alle Stresssituationen, ob sie als angenehm oder unangenehm empfunden werden, lösen im Körper die gleichen «unspezifischen» physiologischen Reaktionen aus, deren Steuerung über das Gehirn und das vegetative Nervensystem erfolgt. Dabei ist es gleichgültig, ob die Belastungen körperlicher, seelischer, geistiger oder gesellschaftlicher Art sind, ob sie von außen (Lärm, Leistungsdruck, Unterforderung, Konflikte, Verlust des Arbeitsplatzes) einwirken oder ob sie durch das Denken selbst «von innen» produziert sind (Vorstellung einer belastenden Situation, z. B. Zahnarzt, Prüfung). So können durchaus auch positive Ereignisse (Hochzeit, Geburt, Gewinn) als Stressoren wirken. Stress bezeichnet somit einen eher «neutralen» Aktivierungsprozess.

Über die Aktivierung des Sympathikus, des «Leistungsnervs», kommt es zu einer vermehrten Ausschüttung der Hormone Adrenalin und Noradrenalin aus der Nebenniere in die Blutbahn. Parallel dazu wird durch den Hypothalamus (Teil des Zwischenhirns) und die Hypophyse (Hirnanhangsdrüse) die Freisetzung der Hormone Cortisol, Adrenalin und Noradrenalin bewirkt, was wiederum die Aktivierung des Sympathikus verstärkt. Als Folge der beiden Effekte steigen der Blutdruck, der Puls und das Herzminutenvolumen an, Zucker- und Fettvorräte werden abgebaut, die Muskeln werden besser durchblutet, und die Geschwindigkeit der Muskelreaktion wird beschleunigt. Die für die Muskelbetätigung nicht unmittelbar benötigten Funktionen (Verdauung, Fortpflanzung, Immunabwehr) werden gleichzeitig gehemmt. Insgesamt muss das Herz mehr Arbeit leisten. Zudem lassen die ausgeschütteten Hormone die Blutplättchen leichter verklumpen, das Risiko eines Herzinfarktes wächst.

Wie stark die Körperreaktionen auf die einwirkenden «Stressoren» sind, hängt von deren Art und Anzahl, deren Stärke, den persönlichen Gegebenheiten des Betroffenen und der subjektiven Bewertung ab.

Die in der Stressreaktion ausgelösten physiologischen Veränderungen bleiben teilweise noch lange erhalten. Die Konzentration an Fettsäuren und Triglyceriden ist nach 3 Stunden noch deutlich erhöht, wenn keine körperliche Abreaktion erfolgt.

Dieses körperliche Programm legt nahe, dass gerade Bewegung und sportliche Aktivität zum Abbau von Stresseffekten und somit zur Entstehung von Entspannungszuständen und Gefühlen des Wohlbefindens führen. Wichtig ist lediglich, dass die Bewegung dosiert erfolgt (ermüdend, aber nicht erschöpfend) und sich an den individuellen Fähigkeiten und Fertigkeiten orientiert. Im Allgemeinen eignen sich besonders rhythmische, harmonisch ablaufende und runde Bewegungen (z. B. Gehen, Laufen) sehr gut zum Spannungsabbau. In dieser Entspannungsphase, die insbesondere durch den Parasympathikus (oder Vagus-Nerv) kontrolliert wird, schaltet der Organismus auf Ruhe, Erholung und Entspannung um.

Im Vegetativum arbeiten also der Parasympathikus in Phasen der Ruhe, der Regeneration und der Erholung. Sein Gegenspieler, der Sympathikus arbeitet in Phasen der Arbeit, der Anspannung und der Leistungsbereitschaft. Das Ziel des komplexen wechselseitigen Zusammenspiels beider Anteile des vegetativen Systems ist es, die Körperfunktionen in einem ausgeglichenen Zustand zu halten.

Störungen des Gleichgewichts

Jeder Mensch erlebt und verarbeitet die vielfältigen Belastungen auf eine andere Art und Weise. Was für den einen Motivation bedeutet, ist für den anderen Überlastung. Der Organismus funktioniert im Allgemeinen dann am besten, wenn ein mittleres Stressniveau vorherrscht, er also mittleren Belastungen ausgesetzt ist. Der Begriff «Eustress» (angenehmer Stress) bezeichnet dabei die positiven Einwirkungen, deren Bewältigung Zufriedenheit und Wohlbefinden auslöst, der Begriff «Distress» (unangenehmer Stress) bezeichnet dagegen die negativen Reize, von denen wir uns überfordert und überlastet fühlen. Sind die Belastungen dauerhaft zu hoch (oder aber auch zu niedrig), so wird das hochdifferenzierte Gleichgewicht zwischen Spannung und Entspannung nachhaltig gestört (z. B. Burn-out-Syndrom), was zu einer Leistungsabnahme führt. Daraus resultieren dann häufig Beeinträchtigungen und Befindlichkeitsstörungen wie Schlafstörungen, rasche Ermüdbarkeit, Verdauungsstörungen oder Durchfall, Kopfschmerzen, Verspannungen, Muskelverkrampfungen, Anfälligkeit für Infektionskrankheiten (körperlich), Konzentrationsschwächen, Minderung der Auffassungsgabe, Erinnerungsblockaden (geistig), Selbstzweifel, Unlust, Stimmungsschwankungen, gereizter Umgang mit Kollegen und Familienmitgliedern (seelisch).

Es ist allgemein anerkannt, dass eine anhaltende Einwirkung von «negativen» Stressoren bei Überforderung der Regulationsmechanismen zu psychischen und physischen Befindlichkeitsstörungen und später zu Erkrankungen führen kann. Problematisch sind die bei der Stressreaktion auftretenden Erhöhungen von Blutzucker und Blutfetten. Ein ständig erhöhter stressbedingter Blutzuckerspiegel führt zur vermehrten Beanspruchung der Insulinproduktion mit der Gefahr eines vorzeitigen Altersdiabetes. Die sich ohne körperliche Betätigung nur langsam abbauenden Blutfette (freien Fettsäuren) führen zu Fettablagerungen in den Gefäßwänden und begünstigen so das Auftreten und Fortschreiten einer Arteriosklerose.

Neben der Beseitigung oder Optimierung der Stressbedingungen und/oder einer Verstärkung von Schutzfaktoren ist das Training geeigneter Bewältigungsstrategien eine weitere wirksame Maßnahme, um mit den einwirkenden Stressoren richtig umzugehen. Dazu gehören Wahrnehmungslenkung, Bewegungstraining («Erfrischen statt Erschöpfen»), positive Selbstgespräche ebenso wie Entspannungstraining, Zeitmanagement, die Überprüfung und die Änderung persönlicher Einstellungen, die Selbstanalyse und systematische Problemlösung und eine allgemein gesunde Lebensführung.

Entspannung und ihre Wirkungen

Entspannung im eigentlichen Sinne bedeutet «nicht anspannen, loslassen, nicht aktiv sein». Entspannung beschreibt aber auch einen Zustand des ganzheitlichen Wohlbefindens, einer physischen und psychischen Gelöstheit, die mit Gefühlen wie Wärme, Schwere oder auch Leichtigkeit einhergeht.

Es kommt physisch zu einer Ökonomisierung der Körperfunktionen, die sich für Herzpatienten besonders positiv auswirkt. Spannung wird abgebaut, und der ganze Mensch schaltet auf Ruhe um. Entspannung bedeutet vor allem die Fähigkeit, mit den täglich anfallenden Belastungen umgehen zu können, d. h., auch bei noch so drängenden Problemen zwischendurch abschalten oder besser umschalten zu können.

Übungen oder Methoden zur Entspannung schaffen eine Grundlage für Wohlbefinden und Lebensfreude zur Erhaltung und Verbesserung der allgemeinen Lebensqualität. Durch Entspannung fördern Sie in breitem Maß Schutzfaktoren, die Ihnen dabei helfen, die Alltagsbelastungen besser zu bewältigen. Sie ermöglicht Ihnen, die Aufmerksamkeit nach innen zu lenken, um ablaufende psychophysische Prozesse überhaupt erst wahrnehmen zu können. Entspannung kann für Sie aber auch positive Einstellungen und Verhaltensweisen bewirken bzw. die Änderung ungünstiger Verhaltensweisen unterstützen, indem Sie den entspannten Zustand zur Vorsatzbildung nutzen. Die Idee besteht darin, durch häufiges Üben positive formelhafte Vorsätze zu «speichern» und damit sozusagen eine Neuprogrammierung vorzunehmen. Sie wiederholen dazu in der Endphase Ihrer Entspannung Formeln wie «Rauchen völlig gleichgültig», «Abnehmen gelingt», «Ich ruhe in mir selbst» oder «Ich schaffe es».

Psychophysische Wirkungen von Entspannung

Organisch-physiologische Wirkungen	Psychische und emotionale Wirkungen
• Abnahme der Muskelspannung	• Gefühle zunehmender körperlicher und geistiger Gelöstheit
• Herz-Kreislauf-Regulation: Senkung der Herzfrequenz und des Blutdrucks	• Wohlbefinden und Ausgeglichenheit
• Atemregulation: Abnahme der Atemfrequenz, Zunahme der Atemtiefe und Verlagerung der Atembewegungen in Richtung Bauchatmung	• Gefühl von Ruhe und Muße
	• Erleben von Erholung und geistiger Frische, Vitalität und Lebensfreude
• Periphere Gefäßerweiterung: fühlbar als Kribbeln in den Fingern und Wärmeempfindungen	• Gelassenheit gegenüber Außenreizen
	• Wirkungen auf das Körperbewusstsein
• Verringerung der Hirnstromaktivität	• Aufmerksamkeitslenkung nach innen (Selbstbeobachtung)
• Verringerung des Grundumsatzes	• Verbesserte Wahrnehmung unterschiedlicher Spannungszustände
• Abnahme der Schweißdrüsenaktivität durch allgemein niedriges Aktivitätsniveau	• Sensibilisierung für ablaufende körperliche Prozesse

Was ist bei der Entspannung zu beachten?

Jeder Mensch verfügt über die Fähigkeit zu entspannen. Entspannung ist nichts Geheimnisvolles, sondern ein natürlicher Vorgang, der im Menschen tagtäglich abläuft. Häufig praktizierte, so genannte «naive Methoden» der Entspannung und Erholung sind z. B. das Hören ruhiger Musik, musizieren, ein Bad nehmen, sich massieren, lesen oder schlafen. Wichtig ist nur, dass Sie bereit dazu sind.

- Bevor Sie anfangen zu üben, sollten Sie *wissen, weshalb Sie üben* und ob sich das Übungsziel für Sie lohnt. Bei den Entspannungsübungen oder -methoden handelt es sich um Techniken, die man nicht um ihrer selbst willen durchführt, sondern um etwas damit zu bezwecken.

- Neben Bewegung, Körperwahrnehmungs- und Atemübungen, Yoga, Feldenkrais, Eutonie und Tai-Chi bieten vor allem die klassischen Entspannungsverfahren wie z. B. das Autogene Training oder die Progressive Relaxation eine hervorragende Möglichkeit, um Stresssituationen zu bewältigen und Spannungen abzubauen. Nicht jedem Menschen liegt jede Übung gleichermaßen. *Probieren Sie verschiedene Methoden aus* und suchen Sie das (die) für Sie geeignete(n) Verfahren heraus. Obwohl es sich um völlig ungefährliche Verfahren handelt, sollten Sie dennoch auch *Ihren Arzt darüber informieren* bzw. ihn dazu befragen.

- Die *Wirkungen von Entspannungsverfahren entfalten sich erst im Laufe der Zeit*, wenn die Durchführung zur Gewohnheit wird. Gewohnheiten entstehen aber nur durch ständiges Üben und laufende Wiederholungen, wie z. B. das Erlernen eines Instruments. Die Übungen sind es wert, dass Sie mit ihnen Zeit verbringen. Versuchen Sie deshalb, täglich zu üben. Benutzen Sie in der Anfangs- und Einübungsphase immer dieselben Zeiten. Es eignet sich die Zeit nach dem Aufstehen, in der Mittagspause, vor dem Feierabend oder vor dem Einschlafen. Die Übungsdauer beträgt je nach Fortschritt und Methode etwa zwischen 5 und 15 Minuten.

- Bevor Sie mit den Entspannungsübungen beginnen, stellen Sie eine *angenehme Übungsatmosphäre* her. Schaffen Sie sich eine Insel der Stille! Wählen Sie einen ruhigen, leicht abgedunkelten, gut gelüfteten und wohl temperierten Raum. Als Unterlage sind Fellmatten oder Decken geeignet. Achten Sie auf eine bequeme Kleidung, die nicht zu eng anliegt und ausreichend wärmt. Ziehen Sie Ihre Schuhe aus, streifen Sie sich warme Socken über Ihre Füße und legen Sie Brille, Uhr und sonstige störende Gegenstände ab. Achten Sie auch darauf, dass Sie bei der Entspannung niemand stört.

- Die *Übungsposition sollte bequem und schmerzfrei sein.* Die Rückenlage hat den Vorteil, dass die Haltemuskulatur entlastet ist und die Atmung frei und ruhig ablaufen kann. Die Arme liegen dabei leicht angewinkelt neben dem Körper, die Beine sind leicht geöffnet. Auf Wunsch können kleine Kissen den Nacken oder die Knie unterstützen (Stufenlagerung). Korrigieren Sie Ihre Lage so lange, bis Sie eine angenehme Entspannungslage gefunden haben. Ein Sessel mit Kopf- und Armstütze eignet sich ähnlich gut zum Üben. Dabei sollten die Füße auf dem Boden stehen und der Rücken und der Kopf bequem durch den Sessel unterstützt werden. Ansonsten eignet sich z. B. auch der nach vorn gebeugte Sitz mit auf dem Tisch aufgelegten Armen (Stirn auf den Händen) oder der so genannte «Droschkenkutschersitz». Hierbei lassen Sie nach dem Räkeln den Oberkörper aus dem aufrechten Sitz mit einer Ausatembewegung senkrecht in sich zusammenfallen. Die Arme liegen locker auf den Oberschenkeln. Wichtig ist bei allen Entspannungslagen, dass Sie sich wohl fühlen.
- Nachdem Sie es sich bequem gemacht haben, *schalten Sie innerlich auf Ruhe um.* Nur Sie sind jetzt wichtig. Sie haben Zeit. Lassen Sie alles so geschehen, wie es geschieht. Ihr Organismus regelt alles von ganz alleine. Machen Sie sich auch frei von dem Gedanken, dass es bei jeder Übung zu einem intensiven Entspannungsgefühl kommen muss. Das gilt besonders, wenn Sie noch wenig Erfahrung mit Entspannung haben. Nehmen Sie das Üben, wie es ist, mal intensiver, mal weniger intensiv. Lassen Sie es passiv geschehen.
- Eine entspannte Lage und eine ruhige Atmung kennzeichnen allgemein einen entspannten Zustand. *Bei zunehmender Entspannung nimmt auch die Wahrnehmung für Vorgänge im Körper zu.* Auftretende Magengeräusche, starker Speichelfluss, häufiges Schlucken oder plötzliches Muskelzucken bei der Entspannung sind Begleiterscheinungen der vegetativen Umstellung und somit ganz normal.
- Es kann immer wieder vorkommen, besonders zu Beginn der Übungsphase, dass Sie in der Entspannung gestört werden. Sollten Ihnen z. B. Gedanken durch den Kopf gehen, die nichts mit der Übung zu tun haben, betrachten Sie sich wie ein Zuschauer, und *lassen Sie die Gedanken vor ihrem inneren Auge vorüberziehen* wie Wolken am Himmel. Kommt es wiederholt zum ungewollten Einschlafen, so verkürzen Sie die Übungszeit oder wechseln Sie die Entspannungslage. Fühlen Sie sich unwohl, so nehmen Sie sich selbständig zurück.
- *Nach der Entspannungseinheit sollten Sie sich auf Ihr normales Aktivitätsniveau zurückholen.* Nehmen Sie sich zurück, indem Sie sich intensiv räkeln

und strecken oder nacheinander die folgenden Schritte durchführen: «Arme fest» (Fäuste ballen und lösen), «Atem tief» (einmal kräftig einatmen und ausatmen), «Augen auf» (bewusstes Öffnen der Augen). Lassen Sie sich danach noch etwas Zeit zur Besinnung. Ein anschließendes Abklopfen des Körpers erfrischt und aktiviert Sie wieder für die folgenden Stunden.

Progressive Relaxation oder Tiefenmuskelentspannung

Die Progressive Relaxation oder Tiefenmuskelentspannung wurde um 1934 von dem Amerikaner Edmund Jacobson entwickelt. Es handelt sich dabei um ein «aktives» Verfahren, das den Körper als Hilfe benutzt, um eine psychische Entspannung zu erreichen. Dieses Verfahren hat eine Reihe von Vorteilen, die es besonders für den Einstieg in die Entspannung und den Einsatz am Arbeitsplatz sehr geeignet machen. Es ist verständlich und leicht zu erlernen, vermittelt recht schnell ein Entspannungserlebnis, ermöglicht ein individuelles Üben, schult gleichzeitig die Körperwahrnehmung und ist auch im Sitzen gut durchführbar.

Ziel ist es, zu lernen, Spannungszustände (oder Verspannungen) in der Muskulatur zu erkennen und diese eigenständig durch bewusstes Entspannen zu lösen. Sie schulen die Wahrnehmung für Spannungsunterschiede, indem Sie die Muskeln des Körpers erst anspannen, dann entspannen und schließlich die auftretenden Reaktionen beobachten. Progressiv wird das Verfahren genannt, weil nacheinander alle Hauptmuskeln des Körpers entspannt werden und die zunehmende Entspannung in einer Muskulatur auch benachbarte Muskelgruppen entspannend beeinflusst.

Lernt der Mensch, die unterschiedlichen Spannungszustände der Muskulatur wahrzunehmen, zu unterscheiden und sie sich vorzustellen, so kann er gezielt Muskelspannungen abbauen und das Gefühl tiefer Entspannung erleben.

So führen Sie die Progressive Relaxation durch!

Der Übungszyklus des «Anspannens und Loslassens» einzelner Muskelgruppen läuft in zwei Phasen ab.

1. In der Anspannungsphase lenken Sie die Aufmerksamkeit auf die anzuspannende Muskulatur. Spannen Sie die Muskeln langsam so weit an (ungefähr 50 bis 60 Prozent des Maximums), dass Ihnen das entstehende Spannungsgefühl noch angenehm ist. Halten Sie die Spannung für etwa 3 bis 5 Sekunden. Während der Anspannung atmen Sie ruhig und gleichmäßig weiter. Wie fühlt sich diese Spannung an?

2. Beginnen Sie die Phase der Entspannung (etwa 40 bis 60 Sekunden), indem Sie mit der Ausatmung alle Spannung aus der aktivierten Muskulatur herauslassen. Wie fühlt sich der Zustand der Entspannung an? Welche Unterschiede zum Zustand der Anspannung können Sie feststellen?

Wiederholen Sie den Zyklus des Anspannens/Entspannens nochmals, bevor Sie mit Ihrer Aufmerksamkeit zur nächsten Muskelgruppe wandern. Am Ende wandern Sie in einer Art «Checkliste» nochmals alle Muskelgruppen der Reihe nach in Gedanken durch und nehmen den Spannungszustand wahr. Spüren Sie Unterschiede zum Beginn der Übung?

Das Grundverfahren umfasst insgesamt 16 Muskelgruppen, die so lange beübt werden, bis jede Muskelgruppe tief entspannt ist. In der Praxis hat sich auch die Zusammenfassung auf weniger Muskelgruppen bewährt, sodass der ganze Körper in nur etwa 10 bis 15 Minuten entspannt werden kann.

ÜBUNGSBESCHREIBUNG

Folgen Sie dem Übungszyklus nacheinander für die folgenden Muskelgruppen:

1. *Rechte Hand, Unterarm und Oberarm:* Ballen Sie die rechte Hand zur Faust, winkeln Sie den Unterarm an und drücken Sie den Arm gegen die Unterlage.

2. *Linke Hand, Unteram und Oberarm:* Ballen Sie die linke Hand zur Faust, winkeln Sie den Unterarm an und drücken Sie den Arm gegen die Unterlage.

3. *Gesicht:* Machen Sie ein ganz kleines Gesicht oder «beißen Sie die Zähne zusammen», pressen Sie die Lippen aufeinander, rümpfen Sie die Nase und runzeln Sie die Stirn.

4. *Hals, Nacken:* Ziehen Sie das Kinn in Richtung Brust und drücken Sie den Hinterkopf leicht gegen die Unterlage.

5. *Schultern:* Ziehen Sie die Schulterblätter zusammen.
6. *Rechtes Bein:* Ziehen Sie die Zehen heran und drücken Sie die Ferse nach unten gegen den Boden.
7. *Linkes Bein:* Ziehen Sie die Zehen heran und drücken Sie die Ferse nach unten gegen den Boden.

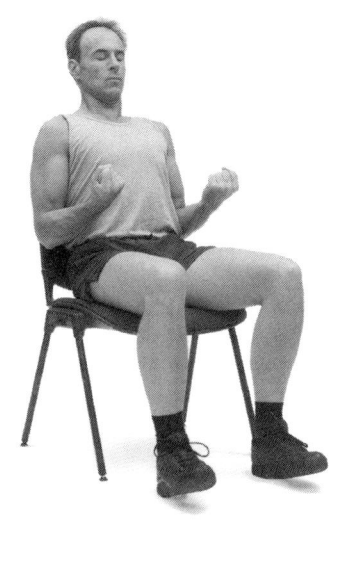

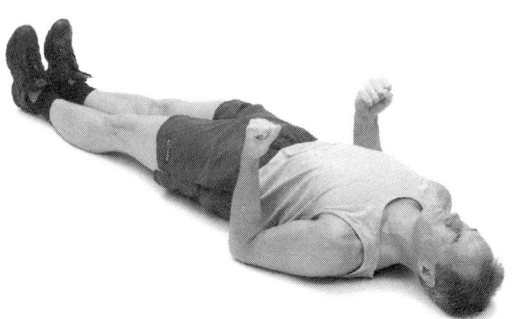

Wanderung durch den Körper

Die Wanderung durch den Körper stellt eine passive Methode zur Entspannung und Körperwahrnehmung dar. Die Aufmerksamkeitslenkung, die mentale Hinwendung auf bestimmte Körperteile, kann neben der Innensicht den Muskeltonus so verändern, dass ein Ausgleich und eine Harmonisierung der Spannungen, eine so genannte «Wohlspannung» in den angesprochenen Körperteilen entsteht. Ziel ist es, ein optimales Spannungsgleichgewicht, die richtige Balance zwischen Spannung und Entspannung, die «Eutonie der Gesamtpersönlichkeit» zu erreichen.

Da vornehmlich die Wahrnehmung von Spannungszuständen der Muskulatur im Vordergrund steht, kann die Wanderung durch den Körper durchaus als Fortsetzung der Progressiven Relaxation gesehen werden. Ähnlich wie bei der Progressiven Relaxation werden einzelne Körperpartien nacheinander «beübt», nur das bewusste Anspannen der Muskulatur entfällt.

Die Aufgabe bei der Wanderung durch den Körper ist es, die ganze Aufmerksamkeit auf das Körperinnere zu richten, das Gewicht, den Umfang und den Spannungszustand von verschiedenen Körperpartien, der Haut, der Muskulatur zu beobachten und wahrzunehmen. Erfahrungsgemäß ist diese Methode für Personen mit etwas Körpergefühl leicht und schnell zu erlernen und lässt den Übenden auch meist schon beim ersten Üben das Gefühl von Entspannung, Schwere und Wärme spüren.

ÜBUNGSBESCHREIBUNG

Den folgenden Text können Sie sich langsam vorlesen lassen oder ihn selbst auf Band sprechen. Es ist selbstverständlich möglich, die Anzahl der Körperpartien oder Muskelgruppen selbständig zu verändern. Die Länge der Verweilzeiten bei den zu beübenden Muskelgruppen bestimmen Sie selbst je nach Ihrem Gefühl für die Entspannung der entsprechenden Körperpartien.

«... Sie liegen entspannt und ruhig auf dem Boden. Schließen Sie nun die Augen, um die Aufmerksamkeit besser auf sich und Ihren Körper zu lenken. Sie haben nun Zeit, sich auszuruhen und zu entspannen. Ihre Gedanken kommen und gehen. Betrachten Sie Ihre Gedanken wie ein außenstehender Zuschauer und lassen Sie sie an sich vorüberziehen wie Wolken am Himmel.

• Gehen Sie nun mit Ihrer ganzen Aufmerksamkeit zu Ihrem Körper. Spüren Sie den Kontakt Ihres Körpers, seiner einzelnen Teile zum Boden. Sie schicken Ihre Gedanken auf eine große Reise. Lassen Sie Ihre Gedanken zuerst in den rechten Arm hineinströmen. Nehmen Sie den Arm wahr und erfühlen Sie, an welchen Stellen der Arm Kontakt zum Boden hat. Er hat ein natürliches Gewicht, mit dem er schwer und ruhig aufliegt. Wie schwer spüren Sie ihn? Stellen Sie sich nun vor, er liegt auf lockerem, weichen Sand. Wo sehen Sie den Arm in Gedanken am meisten einsinken? Wandern Sie mit den Gedanken nun hinüber zum linken Arm und verweilen Sie dort. Erfühlen Sie, an welchen Stellen Ihr linker Arm am Boden aufliegt. Spüren Sie die natürliche Schwere und Ruhe des Arms. Sie können ihn wieder beobachten, wie er im weichen, warmen Sand wie von selbst einsinkt.

• Wandern Sie mit Ihren Gedanken nun zur Körpermitte hinunter. Fühlen Sie, an welchen Stellen Ihre Schultern, Ihr Rücken und Ihr Gesäß Kontakt zum Boden haben. Wie jeder Gegenstand wird auch Ihr Rumpf zur Erde gezogen und liegt mit einer natürlichen Schwere am Boden auf. Spüren Sie diese Schwere?

- Ihre Aufmerksamkeit geht zum Atem über. Er strömt ruhig und gleichmäßig. In seinem natürlichem Rhythmus fließt er wie von selbst in Sie hinein und wieder aus Ihnen heraus. Er hebt den Bauch beim Einströmen und senkt ihn langsam wieder beim Ausatmen.
- Auf Ihrer langen Reise sind Sie jetzt am rechten Bein angelangt. Spüren Sie auch hier, an welchen Stellen das Bein Kontakt zum Boden hat und wie schwer und ruhig es dort aufliegt? Stellen Sie sich wieder den Sandstrand vor. Sehen Sie das Bein durch seine natürliche Schwere in den Sand sinken? Am Ende Ihrer Reise sind Sie nun am linken Bein angelangt, welches an manchen Punkten mehr, an manchen weniger stark aufliegt. Spüren Sie diese Stellen und auch die natürliche Schwere des Beines?
- In einer Art ‹Checkliste› durchwandern Sie nochmals Ihren ganzen Körper und erfühlen, wie die einzelnen Körperteile jetzt am Boden aufliegen. Spüren Sie vielleicht Unterschiede im Vergleich zum Beginn der Übung? Fühlen sich die Körperteile entspannter, leichter oder schwerer an? Beginnen Sie wieder beim rechten Arm, gehen hinüber zum linken Arm, über den Rumpf zum rechten Bein und abschließend zum linken Bein.

Kehren Sie nun wieder von Ihrer Reise zurück hierher in diesen Raum, und bereiten Sie sich darauf vor, die Übung langsam zu beenden und sich zurückzunehmen. Räkeln und strecken Sie sich wie beim morgendlichen Erwachen. Reiben Sie sich kurz die Augen, öffnen Sie sie und genießen Sie den wohligen Zustand ...»

Entspannung durch ruhige Atmung

Die Atmung ist für unser Leben von besonderer Bedeutung. Sie sorgt dafür, dass der für alle energieliefernden Verbrennungsvorgänge im Organismus wichtige Sauerstoff eingeatmet und das dabei entstehende Kohlendioxid abgeatmet wird. Am deutlichsten spüren wir sie natürlich während oder nach einer intensiven Belastung – «Ich bin ganz außer Atem». Welcher einfach erfühlbare Vorgang symbolisiert besser den rhythmischen Wechsel von Spannung und Entspannung als die Atmung? In der Bewegungs-, Wahrnehmungs- und Entspannungsarbeit spielt die Atmung deshalb eine wichtige Rolle. Obwohl sie weitgehend unbewusst und unwillkürlich über das vegetative Nervensystem gesteuert wird, ist sie die einzige organische Einheit und Funktion, die auch willkürlich steuerbar ist. Bewusst lassen sich Atemtiefe, Atemfrequenz und Atemzugvolumen verändern.

Im Alltag reichen häufig schon einige vertiefte Atemzüge aus, um «Dampf abzulassen». Eine sehr einfache und wirkungsvolle Methode. Hier geht es uns vor allem um das bewusste Erleben und Wahrnehmen des Atems, weniger um dessen Steuerung zu einer bestimmten Atemtechnik. Eine positive Wirkung auf Körper und Geist wird vorwiegend durch die bloße Hinwendung zum Atmen erreicht. Die Atmung fördert das Wohlbefinden umso mehr, je weniger man sie beeinflussen will. «Es atmet mich» oder «Mein Atem strömt gleichmäßig und ruhig» sind Formeln des Autogenen Trainings, die diese passive Haltung sehr gut ausdrücken.

ÜBUNGSBESCHREIBUNG

Sprechen Sie sich folgende Textsequenz mit ruhiger Stimme auf ein Tonband oder lassen Sie sich den Text vorlesen:

«... Legen Sie sich auf den Rücken, und schließen Sie die Augen. Legen Sie nun Ihre Hände so auf den Bauch, dass sich die Fingerspitzen gerade berühren. Nichts kann Sie jetzt mehr stören.

- Wenden Sie sich in Ihrer Aufmerksamkeit ganz Ihrem Atem zu. Lassen Sie ihn kommen und gehen. Spüren Sie, wie Ihr Atem in einem natürlichen Rhythmus ganz von selbst abläuft. Fühlen Sie das Strömen Ihres Atems: durch die Nasenlöcher, durch die Luftröhre, in der Brust und im Bauchraum. Beobachten Sie, wohin die eingeatmete Luft strömt. Spüren Sie, wie sich beim Einatmen das Zwerchfell nach unten bewegt und sich dadurch Ihr Bauch nach vorne wölbt. Vielleicht können Sie den Atem unter Ihren Fingern spüren. Wie sich die Bauchdecke beim Einatmen hebt und langsam, ohne Ihr Zutun, wieder senkt. In der Phase der Ausatmung kehrt das Zwerchfell in seine ursprüngliche Lage zurück, und die Bauchdecke zieht sich wieder zusammen. Es ist der natürliche Rhythmus der Atmung, der ganz von selbst abläuft, tagein, tagaus.
- Lenken Sie Ihre Aufmerksamkeit ganz auf die gleichmäßige Ausatmung, und nehmen Sie wahr, wie nach Beendigung der Ausatmung eine kleine Pause eintritt und danach das Einatmen ganz von selbst abläuft. Vielleicht können Sie spüren, dass die Ausatmung etwa dreimal so viel Zeit beansprucht wie die Einatmung. Die langsame Ausatmung hat eine entkrampfende Wirkung auf den ganzen Körper und sorgt für eine Entschlackung des Organismus. Lassen Sie sich in dieser Phase bewusst los, und spüren Sie, wie die Spannung und der Druck aus Ihrem Körper entweichen.

- Versuchen Sie, mit jeder Ausatmung immer mehr von der Spannung herausströmen zu lassen, die noch in Ihnen steckt. Sie können Ihren Atem auch durch die leicht geöffneten Lippen ausströmen lassen und beobachten, wie er dadurch länger wird.
- Ihr Atem ist gleichmäßig und ruhig, gleichmäßig und ruhig wie eine sanft auslaufende Welle. Sie können die angenehme Wirkung verstärken, in dem Sie den Satz ‹Meine Atmung ist gleichmäßig und ruhig› in Ihren Gedanken ablaufen lassen – ‹Meine Atmung ist gleichmäßig und ruhig› …»

Entspannung mit Musik

Musik kann die unterschiedlichsten Auswirkungen haben. Sie kann erheitern, anregen, aufregen, stärken, wach halten, aber auch beruhigen, entkrampfen, Barrieren und Verspannungen lösen. Sie können Musik als Hintergrund zur Unterstützung anderer Entspannungsmethoden einsetzen, z. B. in Verbindung mit einer Geschichte, mit der Partnerentspannung oder mit der Atementspannung. Sie schirmt Sie dabei von Außenreizen ab und hilft so beim Einstieg in die Entspannung. Sie können Musik aber auch eigenständig zur Entspannung verwenden. Ein Vorteil liegt in der Tatsache, dass jede Person Musik ohne großen Aufwand einsetzen kann.

Wählen Sie eines oder mehrere Musikstücke aus, die nacheinander folgen sollten, ohne dass Sie hierzu durch Kassetten- oder Plattenwechsel aktiv einzugreifen müssen.

Da die Musik als Mittel zur Regulation von Spannungszuständen im Körper eingesetzt wird, sollte die Musikauswahl sehr sorgfältig erfolgen und selbstverständlich auf den individuellen Geschmack abgestimmt sein. Einige allgemeine Kriterien können die Musikauswahl erleichtern:
- Instrumental- oder Orchestermusik ist Vokalmusik vorzuziehen.
- Holzblasinstrumente (z. B. Flöte, Oboe, Klarinette) und Saiteninstrumente (z. B. Cello, Violine) erzielen besonders gute Entspannungseffekte.
- Dur-Sätze (C-Dur, D-Dur, B-Dur) sind oft geeigneter als Moll-Sätze.
- Neben klassischer Musik eignen sich besonders die Synthesizer-Klänge der New-Age-Musik und Meditationsmusik.
- Soll die Musik eine Entspannung vertiefen, dann sollte sie nicht zu sehr Aufmerksamkeit erregen (z. B. Klaviermusik).

Beispiele geeigneter Musikstücke für die Entspannung

- Bach: Air aus der Orchestersuite Nr. 3
- Chopin: Regentropfenpreludes, op.28, Nr. 15
- Ravel: Pavane pour une Infante défunte
- Anugama: Classic Fantasy, Like the Ocean, Environment 2,
  Just being here, Spiritual Environment
  (N. Records, Meistersinger Musik)
- Buntrock: Phantasie, Meer, Dream Time, Sierra Nevada,
  Spaziergang am Bach
- Deuter: Cicada, Extasy, Nirvana Road, Celebration
- Jarre: Oxygene, Equinoxe
- Kamal: Classics for Love, Silhouette, Blue dawn,
  The quiet earth-dusk
- Karunesh: Colours of light, Sounds of the heart
- Kitaro: Silk Road Theme, Everlasting Road, The best of Kitaro
- Pink Floyd: Wish you were here

ÜBUNGSBESCHREIBUNG

Nehmen Sie eine bequeme Lage ein, z. B. die Rückenlage mit hoch gelegten Beinen, oder machen Sie sich es sich auf Ihrem Bürostuhl oder auf einem Entspannungsstuhl bequem. Stellen Sie die von Ihnen gewählte Musik an und stimmen Sie sich wie gewohnt ein, indem Sie sich folgende Textsequenz verinnerlichen:

«... Legen Sie sich bequem auf den Rücken, und schließen Sie die Augen. Sie nehmen sich einige Minuten Zeit zum Ausruhen und Wohlfühlen. In dieser Zeit sind nur Sie wichtig, nicht das, was in der Umgebung geschieht. Lenken Sie Ihre Aufmerksamkeit ganz auf die Musik, und lassen Sie sie auf sich wirken. Sie hören hin ohne eine Anstrengung. Lassen Sie sich von der Musik leiten, Ihre Gedanken formen wie von selbst Bilder der Phantasie. Lassen Sie sie kommen und gehen wie Wolken am Himmel ...»

Nehmen Sie sich nach der Entspannung wieder zurück.

Autogenes Training

«Autogenes Training» nannte J. H. Schultz 1928 die Form der konzentrativen Selbstentspannung, die es jedem ermöglicht, sich selbst in einen entspannten Zustand zu versetzen (autogen: selbsterzeugend). Bei der Entwicklung ging er von der Überlegung aus, dass allein durch Suggestion (Beeinflussung) Konflikte, Ängste und Spannungen beseitigt werden können, dass es möglich ist, Fremdsuggestion in Autosuggestion umzuwandeln, und dass organische und psychische Vorgänge stets zusammen- bzw. aufeinander einwirken.

Das Grundprogramm besteht aus sechs Einheiten, die ohne körperliche Aktivität ablaufen. Mit Hilfe festgelegter Formeln und körperlicher Empfindungen wird eine so genannte «organismische Gesamtumschaltung» des vegetativen Nervensystems erreicht.

Übungen des Autogenen Trainings		
Ruhetönung	Einstimmung	Ich bin ganz ruhig
1. Schwereübung	Muskelentspannung	Mein rechter Arm (Körper) ist ganz schwer
2. Wärmeübung	Gefäßentspannung	Mein rechter Arm (Körper) ist ganz warm
3. Atemübung	Regulierung Atemfunktion	Mein Atem ist gleichmäßig und ruhig
4. Herzübung	Regulierung Herzfunktion	Mein Herz schlägt gleichmäßig und ruhig
5. Bauchübung	Regulierung Bauchorgane	Sonnengeflecht (Leib) strömend warm
6. Kopfübung	«Kühlen Kopf bewahren»	Stirn angenehm kühl

Das Erlernen der Grundstufe des Autogenen Trainings erfordert einige Wochen Zeit und tägliche Übung, etwas Hintergrundwissen und häufig auch Unterstützung durch einen erfahrenen Anleiter. Aus diesem Grund möchten wir Ihnen empfehlen, bei Interesse einen Kurs «Autogenes Training» zu besuchen. Damit Sie aber einen ersten Eindruck vom Autogenen Training erhalten, können Sie die Ruhetönung und die Schwereübung durchführen. Erste Erfahrungen damit haben Sie schon bei den Körperwahrnehmungsübungen gemacht.

Die Ruhetönung, ausgedrückt in der Formel «Ich bin ganz ruhig», ist das Leitmotiv des Autogenen Trainings. Auch wenn es Ihnen nicht gleich gelingen wird, vollkommen ruhig zu werden, so zeigt Ihnen die Formel immer wieder das Ziel, das es zu erreichen gilt. Gedanken, Bilder oder Störgeräusche, die sich nicht immer abschalten lassen, sollten Sie akzeptieren und an sich vorüberziehen lassen wie Wolken am Himmel. Die Ruhetönung «Ich bin ganz ruhig» oder auch «Ich bin vollkommen ruhig und gelassen» lässt sich auch im Alltag mit Erfolg einsetzen. Sie kann viele Aufgaben (Probleme) relativieren und in belastenden Situationen eine stabilisierende Funktion haben.

Die subjektive Schwereempfindung entspricht einer messbaren Entspannung der Muskulatur. Sie wird als Eigenschwere, als Bettschwere oder auch als bleierne Müdigkeit wahrgenommen, in Einzelfällen ist aber auch ein Leichtigkeits- oder Schwebegefühl möglich. Man spürt häufig auch ein leichtes Kribbeln in den Fingern des Übungsarms oder das Zunehmen des Volumens von Hand und Unterarm. Der Körper wird beobachtet und die Wahrnehmung, das Gefühl mit einer Formel verbunden.

ÜBUNGSBESCHREIBUNG[21]

«Nehmen Sie jetzt eine bequeme Körperhaltung ein. Sie haben Zeit. Sie wollen sich jetzt entspannen und einen Zustand erreichen, in dem Sie sich wohl fühlen, Unruhe abbauen und neue Kräfte sammeln. Sie sind jetzt wichtig. Ihr Ziel ist es, für sich einen positiven Zustand der Ruhe zu erreichen. Um sich innerlich immer wieder auf dieses Ziel einzustellen, sagen Sie in Gedanken den Satz: ‹Ich bin ganz ruhig. Ich bin ganz ruhig.›

• Wenn Sie es sich bequem gemacht haben, sind die meisten Muskeln, Sehnen und Bänder untätig, denn der Körper bewegt sich kaum. Sie spüren Ihren Körper und können jetzt Schritt für Schritt innerlich beobachten, wie sich Ihr Körper anfühlt. Lenken Sie Ihre Aufmerksamkeit nun ganz auf Ihren rechten Arm. Sie spüren Ihre Hand von den Fingerspitzen bis zum Handgelenk, dann ein wenig weiter hinauf in den Unterarm bis in den Ellbogen und vom Ellbogen über den Oberarm hinauf in die Schulter. Machen Sie sich ein Bild von Ihrem rechten Arm und von den Berührungsstellen, auf denen Ihr rechter Arm auf der Unterlage aufliegt.

• Ihr Körper bewegt sich nicht, und es ist fast nur noch der Atem, der den Körper bewegt. Wenn Sie so entspannen, wirkt die Erdanziehungskraft auf alle Teile Ihres Körpers, so auch auf Ihren rechten Arm. Sie spüren, wie Sie hinuntersinken, wie Ihr rechter Arm hinuntersinkt. Sie spüren die Unterlage, mit der Sie Berührung haben – Schwere. Schwere ist das

Gefühl für die entspannte Muskulatur. Und je deutlicher Sie Ihren rechten Arm so erleben, umso deutlicher erleben Sie auch ein Gefühl der Schwere. Und während Sie sich so erleben, denken Sie sich dazu den Satz: ‹Mein rechter Arm ist ganz schwer.› – ‹Ich bin ganz ruhig›, das ist Ihr Ziel. ‹Mein rechter Arm ist ganz schwer. Ich bin ganz ruhig. Mein rechter Arm ist ganz schwer.›

- So wie sich Ihr rechter Arm entspannt, entspannt sich mehr und mehr auch das Nervensystem. So greift die Ruhe auf den ganzen Menschen über, denn Körper, Geist und Seele sind eine Einheit. Genießen Sie jetzt einen Augenblick den Zustand der Ruhe, diese Unabhängigkeit von der Umwelt, bauen Sie Spannungen ab und sammeln Sie neue Kraft.
- Je häufiger und regelmäßiger Sie diese Übung machen, umso positiver und intensiver werden Sie die Wirkung erleben. Ihre Gedanken sind wach, denn Sie haben nicht geschlafen. Lenken Sie Ihre Aufmerksamkeit mit geschlossenen Augen nun aus Ihrem Körper wieder heraus auf den Ort, an dem Sie sich befinden, auf diese Tageszeit, und stellen Sie sich in Gedanken wieder um. Nehmen Sie sich wieder zurück und die positiven Empfindungen und Gedanken mit hinaus.

Spannen Sie die Fäuste kräftig an und denken Sie ‹Arme fest›, atmen Sie tief ein, denken Sie ‹Atem tief› und atmen Sie normal weiter, und jetzt denken Sie ‹Augen auf›, öffnen die Augen und warten einen Augenblick, bis Sie wieder aufstehen.»

Übungs- und Trainingsprogramme

Sie haben die Bedeutung eines vielseitigen Bewegungsprogramms mit den Inhalten Ausdauer, Koordination, Beweglichkeit und Kraft kennen gelernt. Zur Schulung dieser Fähigkeiten haben wir Ihnen viele Übungen an die Hand gegeben. Sie können sich aus all den Bewegungsformen nun Ihr individuelles Übungs- bzw. Trainingsprogramm fürs Zuhause zusammenstellen. Ihr Arzt oder Übungsleiter ist Ihnen sicher gerne dabei behilflich.

Zur Orientierung haben wir Ihnen nachfolgend einige Stundenbeispiele für das Üben / Trainieren aufgeschrieben, und zwar
*   für unterschiedliche Belastbarkeit (Übungsgruppe / Trainingsgruppe),
*   für die unterschiedlichen Phasen der Rehabilitation und
*   für das Üben / Trainieren zu Hause oder im Freien.

Wir kennen Ihre individuellen Voraussetzungen nicht. Da wir keine «Rezepte» geben wollen und können, sollten Sie nicht an den hier vorgestellten Beispielen «kleben», sondern sie gegebenenfalls nach Ihren Bedürfnissen variieren.

Wichtig! Darauf sollten Sie auf jeden Fall achten:
*   *Zwischendurch den Belastungspuls messen!*
*   *Trainingspuls nicht überschreiten!*
*   *Belastung individuell dosieren!*
*   *Auf gleichmäßige Atmung achten!*

Übungsprogramm für zu Hause

Herzpatienten Übungsgruppe
(unter 1 Watt/kg Belastbarkeit)

Gewöhnungsphase – die ersten Monate

AUFWÄRMEN

GEHSCHULUNG (→ s. S. 106)
- Gehen mit betontem Abrollen des Fußes
- Gehen und dabei den Fuß platt aufsetzen
- Gehen auf Fersen (Hackenlauf), Gehen auf Zehen, Gehen auf Zehen/Fersen im Wechsel
- Gehen auf Innenseite des Fußes (auf Außenseite, Fuß auswärts – einwärts gedreht)
- Gehen, dabei die Füße über Kreuz aufsetzen
- Gehen mit großen Schritten, Gehen mit kleinen Schritten
- Passgang (gleiches Bein und Arm nach vorne)
- Diagonalgang (gegenüberliegendes Bein und Arm nach vorne)
- Gehen rückwärts, Gehen seitwärts
- Gehen mit Heben und Senken der Schultern
- Gehen mit lockerem (betonten) Schwingen der Arme, federnd gehen
- Gehen mit Handklatschen vorn und hinter dem Körper
- Gehen mit Armkreisen
- Gehen mit Anheben der Knie und Händeklatschen unter dem Oberschenkel
- 4 Schritte forciert gehen, 8 Schritte langsam gehen

Hinweis: Sollten Sie die Übungen im Gehen nicht durchführen können, ist auch ein Aufwärmprogramm im Sitzen möglich, z. B. Ball-Aerobic (→ s. S. 160).

GYMNASTISCHE ÜBUNGEN

BEWEGLICHKEITSÜBUNGEN (→ s. S. 115)
z. B.
- Sitzen, den Kopf behutsam nach rechts und nach links drehen (→ s. S. 115)
- Sitzen, die Hände auf Schultern legen und mit den Ellbogen rückwärts und vorwärts kreisen (→ s. S. 116)
- Sitzen, hinter dem Rücken beide Hände zusammenführen, eine Hand von oben, die andere Hand von unten (→ s. S. 116)
- Sitzen, das Becken nach vorne und nach hinten kippen, das Becken kreisen lassen (→ s. S. 96)
- Einbeinstand, ein Bein nach vorne und nach hinten schwingen, in einer Acht kreisen lassen (ggf. Festhalten)

KRÄFTIGUNGSÜBUNGEN (→ s. S. 138)
Hinweis: Besonders mit den Kräftigungsübungen behutsam beginnen!
- Stand, im Wechsel die Arme nach oben strecken (Kraulen), dabei Beine leicht beugen (→ s. S. 142)
- Einbeinstand, die gestreckten Arme neben dem Körper schnell vor und zurück bewegen (→ s. S. 145)
- Sitzen, eine Hüfte anheben und den gegenüberliegenden Arm nach oben strecken (→ s. S. 144)
- Sitzen, die Finger vor der Brust auseinander ziehen, Handballen zusammendrücken
- Sitzen, ein Knie hochziehen und mit dem gegenüberliegenden Ellbogen berühren (→ s. S. 146)
- Stand, ein Bein nach hinten strecken (zur Seite abspreizen) (→ s. S. 148)

DEHNÜBUNGEN (→ s. S. 119)
- Schrittstellung, Körper nach vorne bewegen und Fersen zusätzlich in den Boden drücken (→ s. S. 130)
- Sitz, ein Bein nach vorne strecken, den Oberkörper nach vorne neigen (→ s. S. 129)
- Sitz, ein Bein nach hinten stellen, die Hüfte langsam nach vorne und unten schieben (→ s. S. 125)
- Sitz, die Beine weit öffnen und mit den Handrücken auseinander ziehen (→ s. S. 127)

- Sitzen, langsam den Oberkörper nach unten abrollen und mit den Fingern versuchen, den Boden zu berühren (→ s. S. 123)
- Sitzen, ein Handtuch fassen und beide Arme nach hinten führen (→ s. S. 120)
- Sitzen, den Kopf zur Seite neigen, gegenüber liegende Hand und Schulter nach unten ziehen (→ s. S. 119)

ENTSPANNUNG

ENTSPANNUNG NACH WAHL
z. B. «Reise durch den Körper» (→ s. S. 185)

Aufbau- und Stabilisationsphase – nach den ersten Monaten

AUFWÄRMEN

GEHSCHULE (→ s. S.106)
- Gehen mit betontem Abrollen des Fußes
- Gehen auf Fersen (Hackenlauf), Gehen auf Zehen, Gehen auf Zehen/Fersen im Wechsel
- Gehen, dabei die Füße über Kreuz aufsetzen
- Gehen mit großen Schritten, gehen mit kleinen Schritten
- Gehen rückwärts, gehen seitwärts
- Gehen mit betonten Schwingen der Arme, federnd gehen
- Gehen mit Händeklatschen vorne und hinten, gehen mit Armkreisen
- Gehen mit Anheben der Knie und Händeklatschen unter dem Oberschenkel
- 4 Schritte forciert gehen, 8 Schritte langsam gehen

GYMNASTISCHE ÜBUNGEN

ÜBUNGEN MIT DEM STAB (→ s. S. 167)

- Stand, den Stab balancieren (→ s. S. 168)
- Gehen, balancieren in der Bewegung (→ s. S. 166)
- Stand, werfen und fangen in unterschiedlichen Variationen, z. B. von unten halten, von oben halten, über Kreuz greifen, schnell wechseln (→ s. S. 168)
- Stand, den Stab von einer Hand in die andere Hand werfen (→ s. S. 168)
- Stand, senkrechten Stab mit einer Hand loslassen und mit der anderen Hand schnell fangen (→ s. S. 168)
- Stand, den Stab senkrecht auf den Boden stellen, ein Bein über den Stab heben
- Stand, den Stab nach vorne halten, abwechselnd mit den Knien den Stab berühren
- Stand, den Stab schnell vorwärts (rückwärts) drehen (→ s. S. 169)
- Stand, den Stab in der Mitte greifen, die Ellbogen nach oben ziehen (→ s. S. 172)
- Stand, die Unterarme beugen und strecken
- Stand, die Beine beugen und strecken, Oberkörper leicht nach vorn beugen, den Stab am Rücken halten (→ s. S. 170)
- Sitzen, den Oberkörper vorneigen, den Stab in U-Halte, die Arme strecken und beugen
- Sitzen, den Stab quer vor die Füße legen, die Füße tippen abwechselnd vor und zurück (→ s. S. 173)
- Stand, ein Bein nach hinten strecken
- Stand, die Beine beugen und Stab nach vorne und strecken (→ s. S. 170)
- Stand, den Oberkörper nach rechts und nach links drehen (→ s. S. 171)
- Stand, den Stab vor dem Körper nach rechts und nach links schwingen (→ s. S. 136)
- Stand, den Stab in Hochhalte mit beiden Händen nach hinten führen
- Stand, den Stab in Hochhalte, den Rumpf zur Seite neigen (Rumpfseitbeuge)
- Stand, den Stab hinter dem Rücken unten fassen, die Arme nach oben führen

AUSDAUER

FORCIERTES GEHEN ODER AEROBIC (→ s. S. 108)
z. B. diverse Schritt- und Armkombinationen (→ s. S. 108)
- Marschieren auf der Stelle
- 4 Schritte nach vorne, 4 Schritte nach hinten, jeweils vorne und hinten in die Hände klatschen
- Basisschritt (vor, vor – rück, rück), dabei Arme und Schultern nach außen drehen
- V-Schritt, Arme nacheinander seitlich nach oben führen und wieder schließen
- Jeweils das rechte und linke Bein nach außen stellen (Side-touch), die Arme seitlich nach außen führen
- Seitschritt (einen Fuß seitlich öffnen, zweiten Fuß heranziehen), die Arme nach oben führen bzw. Ellbogen nach unten ziehen
- Doppelter Seitschritt, die Arme nach oben führen bzw. Ellbogen nach unten ziehen
- Kreuzschritt (einen Fuß seitlich öffnen, zweiten Fuß darüber kreuzen, ersten Fuß seitlich öffnen, zweiten Fuß heranstellen, beim letzten Schritt in die Hände klatschen)

ENTSPANNUNG

ENTSPANNUNG NACH WAHL
z. B. «Progressive Relaxation» (→ s. S. 183)

Herzpatienten Trainingsgruppe (mindestens 1 Watt/kg Belastbarkeit)

Gewöhnungsphase – die ersten drei Monate

AUFWÄRMEN UND AUSDAUER

GEH- UND LAUFSCHULE (→ s. S.106)

- Gehen mit betontem Abrollen des Fußes
- Gehen, dabei den Fuß platt aufsetzen
- Gehen auf Fersen (Hackenlauf), gehen auf Zehen, gehen auf Zehen und Fersen im Wechsel
- Gehen auf Innenseite des Fußes (auf Außenseite, Fuß auswärts – einwärts gedreht)
- Gehen, dabei die Füße über Kreuz aufsetzen
- Gehen mit großen Schritten, gehen mit kleinen Schritten
- Passgang (gleiches Bein und Arm nach vorne), Diagonalgang (gegenüberliegendes Bein und Arm nach vorne)
- Gehen rückwärts, Gehen seitwärts
- Gehen mit betontem Schwingen der Arme, federnd gehen
- Gehen mit Klatschen der Hände vorne und hinten, gehen mit Armkreisen
- Gehen mit Anheben der Knie und Händeklatschen unter dem Oberschenkel
- Laufen, dabei von der Ferse auf die Zehen abrollen
- Laufen auf dem Vorfuß
- Laufen mit kleinen Schritten, laufen mit großen Schritten
- Laufen, jeder 3. Schritt ist länger
- Laufen mit Anfersen (Fersen zum Gesäß ziehen)
- Laufen, dabei die Füße vorne anheben
- 4 Schritte laufen, 4 Schritte gehen im Wechsel

GYMNASTISCHE ÜBUNGEN

KRÄFTIGUNGSÜBUNGEN (→ s. S. 139)

z. B.

- Stand rücklings zur Wand (1 ½ Fuß), mit den Ellbogen die Schultern von der Wand wegdrücken (→ s. S. 139)
- Stand vorlings zur Wand, die Arme beugen und strecken (→ s. S. 140)
- Stand, die Beine beugen und die gestreckten Arme nach oben führen (→ s. S. 149)
- Einbeinstand, die gestreckten Arme wechselseitig vor und zurück bewegen (→ s. S. 145)
- Vierfüßlerstand, im Wechsel einen Arm und diagonales Bein wegstrecken und zusammenführen (→ s. S. 150)
- Vierfüßlerstand, Bauch anspannen, die Knie leicht machen (→ s. S. 147)
- Sitzen, die Füße im Wechsel nach vorne und nach hinten auf den Boden tippen (→ s. S. 146)

DEHNÜBUNGEN (→ s. S. 119)

z. B.

- Schrittstellung, Körper nach vorne bewegen und Fersen zusätzlich in den Boden drücken (→ s. S. 130)
- Sitz, ein Bein nach vorne strecken, den Oberkörper nach vorne neigen (→ s. S. 129)
- Sitz, das Sprunggelenk umfassen, das Bein nach hinten und die Ferse an das Gesäß ziehen (→ s. S. 128)
- Sitz, die Beine weit öffnen und mit den Handrücken auseinander ziehen (→ s. S. 127)
- Sitz, die Beine übereinander schlagen, den Oberkörper in die andere Richtung drehen (→ s. S. 124)
- Sitz, ein Handtuch fassen und beide Arme nach hinten führen (→ s. S. 120)
- Sitz, den Kopf zur Seite neigen, gegenüberliegende Hand und Schulter nach unten ziehen (→ s. S. 119)

ENTSPANNUNG

ENTSPANNUNG NACH WAHL

z. B. «Atementspannung» (→ s. S. 187)

Aufbauphase – im ersten Jahr

AUFWÄRMEN UND AUSDAUER

GEHEN UND LAUFEN MIT DEM THERA-BAND (→ s. S. 152)
Das Thera-Band in Hüfthöhe zwischen Tür und Türrahmen fixieren
und breitflächig um Ihre Hüfte legen.
- Gegen den Widerstand des Bandes nach vorne und nach hinten gehen
  (laufen) (→ s. S. 152)
- Bei gedehntem Band auf der Stelle gehen (laufen) (→ s. S. 152)
- Nacheinander einen Schritt nach vorne, danach wieder nach hinten
  gehen (Basisschritt), beim Vorgehen die Arme öffnen, beim Zurückgehen
  schließen (→ s. S. 111)
- Beine im Wechsel beugen und strecken
- Seitschritte nach rechts und nach links durchführen (→ s. S. 111)
- In Nachstellschritten seitlich gegen das Band gehen (laufen)

GYMNASTISCHE ÜBUNGEN

KRÄFTIGUNGSÜBUNGEN MIT DEM THERA-BAND (→ s. S. 152)
z. B.
- Stand, die gestreckten Arme seitlich nach oben führen (→ s. S. 157)
- Stand, die Ellbogen am Körper nach hinten und oben hochziehen
  (→ s. S. 156)
- Stand, die Beine beugen und strecken
- Stand, die Ellbogen am Körper halten, die Unterarme anbeugen
- Stand, das Thera-Band diagonal nach oben ziehen (→ s. S. 154)
- Stand, die Ellbogen bleiben am Körper fixiert, die Unterarme nach
  außen drehen
- Stand, den Oberkörper zur Seite drehen, die Hüfte dabei fixiert halten
  (→ s. S. 153)
- Stand, die Beine beugen, das Band mit einer Hand nach hinten ziehen
  (→ s. S. 155)
- Stand, das Standbein leicht beugen, ein Bein nach hinten führen
  (→ s. S. 158)

DEHNÜBUNGEN (→ s. S. 119)

z. B.

- Stand, den Kopf zur Seite neigen, gegenüberliegende Hand und Schulter nach unten ziehen (→ s. S. 119)
- Stand, die Handflächen heranziehen (rechts / links)
- Stand, die Handrücken aneinander legen, Hände nach vorne schieben (→ s. S. 122)
- Stand, Handtuch umfassen, beide Arme gestreckt nach seitlich nach hinten bewegen (→ s. S. 120)
- Stand, den Arm nach oben strecken, fixieren, den Unterarm beugen
- Stand, die Knie beugen, den Rumpf langsam abrollen (→ s. S. 123)
- Stand, die gestreckten Arme an die Wand legen, das Brustbein nach vorne bewegen (→ s. S. 121)
- Stand, das Sprunggelenk umfassen, das Bein nach hinten und die Ferse an das Gesäß ziehen (→ s. S. 128)
- Schrittstellung, Körper nach vorne bewegen und Fersen zusätzlich in den Boden drücken (→ s. S. 130)

ENTSPANNUNG

ENTSPANNUNG NACH WAHL

z. B. «Progressive Relaxation» (→ s. S. 183)

Stabilisationsphase – nach dem ersten Jahr

AUFWÄRMEN UND AUSDAUER

AEROBIC (→ s. S. 110)

Diverse Schritt- und Armkombinationen, z. B.

- Marschieren auf der Stelle
- 4 Schritte nach vorne, 4 Schritte nach hinten, jeweils vorne und hinten in die Hände klatschen
- Basisschritt (vor, vor – rück, rück), dabei Arme und Schultern nach außen drehen
- V-Schritt, Arme nacheinander seitlich nach oben führen und wieder schließen
- Jeweils das rechte und linke Bein nach außen stellen (Side-touch), die Arme seitlich nach außen führen

- Seitschritt (einen Fuß seitlich öffnen, zweiten Fuß heranziehen), die Arme nach oben führen, bzw. die Ellbogen nach unten ziehen
- Doppelter Seitschritt, die Arme nach oben führen bzw. Ellbogen nach unten ziehen
- Kreuzschritt (einen Fuß seitlich öffnen, zweiten Fuß darüber kreuzen, ersten Fuß seitlich öffnen, zweiten Fuß heranstellen, beim letzten Schritt in die Hände klatschen)

GYMNASTISCHE ÜBUNGEN

KRÄFTIGUNGSÜBUNGEN (→ s. S. 138)

z. B. als Stationstraining mit und ohne Handgeräte
Hinweise: Stellen Sie vor Übungsbeginn die benötigten Utensilien bereit: Thera-Band, Stab.
Führen Sie 2–3 Durchgänge durch: Übungszeit 30 bis 45 Sekunden, Pausenzeit 30 bis 60 Sekunden.
Die Übungen sollten Ihnen bereits vertraut sein.

- Station 1: Stand rücklings zur Wand, die Schultern von der Wand wegdrücken (→ s. S. 139)
- Station 2: Stand seitlich zum Thera-Band, den Oberkörper zur Seite drehen (→ s. S. 153)
- Station 3: Stand, das Spielbein nach hinten führen (→ s. S. 158)
- Station 4: Stand, Kraulen, Oberkörper leicht nach vorne neigen (→ s. S. 142)
- Station 5: Stand vorlings zur Wand, Hände schulterbreit, Arme beugen und strecken (→ s. S. 140)
- Station 6: Sitz, Beine vor und hinter dem Stab auf den Boden tippen (→ s. S. 173)
- Station 7: Stand, die Beine beugen und strecken, Stab am Rücken halten (→ s. S. 170)
- Station 8: Stand seitlich zum Band, die Beine beugen und den Arm von außen nach innen ziehen (→ s. S. 155)

DEHNÜBUNGEN (→ s. S. 119)

z. B.

- Stand, den Kopf zur Seite neigen, gegenüberliegende Hand und Schulter nach unten ziehen (→ s. S. 119)
- Stand, die Handrücken aneinander legen, Hände nach vorne schieben (→ s. S. 122)

- Stand, Handtuch umfassen, beide Arme gestreckt nach seitlich nach hinten bewegen (→ s. S. 120)
- Stand, den Arm nach oben strecken, fixieren, den Unterarm beugen
- Stand, die Knie beugen, den Rumpf langsam abrollen (→ s. S. 123)
- Stand, die gestreckten Arme an die Wand legen, das Brustbein nach vorne bewegen (→ s. S. 121)
- Schrittstellung, Körper nach vorne bewegen und Fersen zusätzlich in den Boden drücken (→ s. S. 130)
- Sitz, die Beine weit öffnen und mit den Handrücken auseinander ziehen (→ s. S. 127)
- Sitz, das äußere Bein nach hinten stellen, die Hüfte nach unten schieben (→ s. S. 125)
- Sitz, das Sprunggelenk umfassen, das Bein nach hinten und die Ferse an das Gesäß ziehen (→ s. S. 128)
- Sitz, ein Bein nach vorne strecken, den Oberkörper nach vorne neigen (→ s. S. 129)

ENTSPANNUNG

ENTSPANNUNG NACH WAHL

z. B. «Autogenes Training» (→ s. S. 191)

Ausdauertraining im Freien

Herzpatienten Übungs- und Trainingsgruppe

Gewöhnungsphase, insgesamt 8 Trainingseinheiten (TE) à 45 bis 60 Minuten

TE 1

AUFWÄRMEN

* 3 Minuten gehen
* Arme abwechselnd vorwärts und rückwärts kreisen
* Arme vor dem Körper schwingen, dann kreisen
* Hüftkreisen
* Rechter Arm in Hochhalte, Rumpfseitbeuge links – Seitenwechsel
* Wechselseitig anfersen und danach die Knie zu den Ellbogen führen
* Rechtes Bein anheben und ausschütteln – Seitenwechsel

AUSDAUER

* Spaziergang etwa 30 Minuten

Hinweis: Gehen Sie am Anfang lieber langsamer, und gönnen Sie sich kurze Pausen.

ABKÜHLEN

* Strecken und räkeln.
* Arme und Beine ausschütteln.

TE 2 und 3

Ähnlich wie die TE 1.

TE 4

AUFWÄRMEN

- 3 Minuten gehen – nehmen Sie zur Abwechselung einen Spazierstock (Skistock) mit
- Stock in Vorhalte und kreisen
- Stock in Vorhalte über den Kopf führen und zurück bis auf die Oberschenkel
- Stock in Hochhalte über dem Kopf und Rumpf nach rechts/links drehen
- Stock in Hochhalte über dem Kopf und Rumpfseitbeuge nach rechts/links
- Stütz auf dem Stock und Beinkreisen rechts/links

AUSDAUER

- Spaziergang etwa 30 Minuten
- Zwei Möglichkeiten bieten sich an:
- 30 Minuten ohne Pause gehen oder
- die Gehzeit auf 40 Minuten inklusive Pausen steigern.

ABKÜHLEN

- Strecken und räkeln.
- Arme und Beine ausschütteln.

TE 5 bis 8

Steigern Sie den zeitlichen Umfang des Spaziergangs.

Aufbauphase

TE 1 und 2

Gestalten Sie diese TE wie in der Gewöhnungsphase. Anstelle des Spaziergangs bereiten Sie sich systematisch auf das Ausdauertraining vor: Strecke ausmessen, individuelles Geh-, Lauftempo ermitteln, Belastungspuls kontrollieren, Vertrautmachen mit dem Prinzip der Pendelläufe (s. S. 83).

TE 3

AUFWÄRMEN

- 3 Minuten gehen, verschiedene Gehformen: vorwärts, rückwärts, seit-
  wärts, große/kleine Schritte, gehen mit verschiedenen Armbewegungen
- Dehnung (Beinmuskulatur), je etwa 10 Sekunden:
  - Einbeinstand, angewinkelten Fuß mit der Hand fassen und zum Gesäß
    führen, Hüfte leicht nach vorne schieben (→ s. S. 128)
  - Grätschstand, Beine gestreckt, Rumpf vorbeugen – gerader Rücken

AUSDAUER

Nachdem Sie in TE 1 und 2 eine Trainingsstrecke ausgemessen und
sich mit der Durchführung von Pendelläufen (s. S. 83 f.) vertraut gemacht haben, beginnen Sie nun mit dem systematischen Ausdauertraining.

Gehen (50 bis 75 Watt/kg Körpergewicht)	Laufen (> 75 Watt/kg Körpergewicht)
1 Minute zügig gehen	1 Minute laufen
Pulskontrolle	Pulskontrolle
3 Minuten Pause	3 Minuten Pause
1 Minute zügig gehen	1 Minute laufen
Pulskontrolle	Pulskontrolle
3 Minuten Pause	3 Minuten Pause

Anschließend: 20–30 Minuten Spaziergang zur Erholung

ABKÜHLEN

- Dehnung (Beinmuskulatur), je etwa 15 bis 20 Sekunden:
  - Einbeinstand, angewinkelten Fuß mit der Hand fassen und zum Gesäß
    führen, Hüfte leicht nach vorne schieben (→ s. S. 128)
  - Grätschstand, Beine gestreckt, Rumpf vorbeugen – gerader Rücken
- Lockerungsübungen

TE 4 bis 11

Der Umfang des Ausdauertrainings wird wie beschrieben allmählich gesteigert (s. S. 77f.).

Gehen (50 bis 75 Watt / kg Körpergewicht)		Laufen (mehr als 75 Watt / kg Körpergewicht)	
4. TE:	3 x 1 Min. zügiges Gehen, dann jeweils 3 Min. Gehpause	4. TE:	3 x 1 Min. Laufen – jeweils 3 Min. Gehpause
5. TE:	2 x 2 Min. zügiges Gehen, dann jeweils 3 Min. Gehpause	5. TE:	2 x 2 Min. Laufen – jeweils 3 Min. Gehpause
6. TE:	2 x 3 Min. zügiges Gehen, dann jeweils 3 Min. Gehpause	6. TE:	2 x 3 Min. Laufen – jeweils 3 Min. Gehpause
7. TE:	2 x 4 Min. zügiges Gehen, dann jeweils 3 Min. Gehpause	7. TE:	2 x 4 Min. Laufen – jeweils 3 Min. Gehpause
8. TE:	2 x 5 Min. zügiges Gehen, dann jeweils 3 Min. Gehpause	8. TE:	2 x 5 Min. Laufen – jeweils 3 Min. Gehpause
9. TE:	2 x 6 Min. zügiges Gehen, dann jeweils 3 Min. Gehpause	9. TE:	2 x 6 Min. Laufen – jeweils 3 Min. Gehpause
10. TE:	2 x 7 Min. zügiges Gehen, dann jeweils 3 Min. Gehpause	10. TE:	2 x 7 Min. Laufen – jeweils 3 Min. Gehpause
11. TE:	2 x 8 Min. zügiges Gehen, dann jeweils 3 Min. Gehpause	11. TE:	2 x 8 Min. Laufen – jeweils 3 Min. Gehpause

TE 12

AUFWÄRMEN

- 3 Minuten gehen und traben im Wechsel – Knie anheben, anfersen, Hopserlauf, Beistellschritte seitwärts
- Übungen mit einem Tennisball (TB)
- TB im Stehen und Gehen mit der rechten/linken Hand prellen
- TB im Stehen und Gehen mit der rechten/linken Hand hochwerfen und fangen
- TB um die Hüfte kreisen
- Grätschstand und TB in der Form einer Acht um die Beine kreisen
- TB prellen und rechtes/linkes Bein darüber schwingen
- Dehnung (Beinmuskulatur), je etwa 10 Sekunden:

- Einbeinstand, angewinkelten Fuß mit der Hand fassen und zum Gesäß führen, Hüfte leicht nach vorne schieben (→ s. S. 128)
- Grätschstand, Beine gestreckt, Rumpf vorbeugen – gerader Rücken

AUSDAUER

Gehen (50 bis 75 Watt/kg Körpergewicht)	Laufen (> 75 Watt/kg Körpergewicht)
10 Minuten zügig gehen	10 Minuten laufen
Pulskontrolle	Pulskontrolle
3 Minuten Pause	3 Minuten Pause

Anschließend: 20 Minuten Spaziergang zur Erholung

ABKÜHLEN
- Dehnung (Beinmuskulatur), je etwa 15–20 Sekunden:
  - Einbeinstand, angewinkelten Fuß mit der Hand fassen und zum Gesäß führen, Hüfte leicht nach vorne schieben (→ s. S. 128)
  - Grätschstand, Beine gestreckt, Rumpf vorbeugen – gerader Rücken
- Lockerungsübungen

TE 13 bis 16

Der Umfang des Ausdauertrainings wird wie beschrieben weiter gesteigert.

Gehen (50 bis 75 Watt/kg Körpergewicht)		Laufen (mehr als 75 Watt/kg Körpergewicht)	
13. TE:	1 x 12 Min. zügiges Gehen, dann jeweils 3 Min. Gehpause	13. TE:	1 x 12 Min. Laufen – jeweils 3 Min. Gehpause
14. TE:	1 x 14 Min. zügiges Gehen, dann jeweils 3 Min. Gehpause	14. TE:	1 x 14 Min. Laufen – jeweils 3 Min. Gehpause
15. TE:	1 x 17 Min. zügiges Gehen, dann jeweils 3 Min. Gehpause	15. TE:	1 x 17 Min. Laufen – jeweils 3 Min. Gehpause
16. TE:	1 x 20 Min. zügiges Gehen, dann jeweils 3 Min. Gehpause	16. TE:	1 x 20 Min. Laufen – jeweils 3 Min. Gehpause

Stabilisationsphase

Allen TE liegt das folgende Schema zugrunde

AUFWÄRMEN (10 MIN.)

Gehen (50–75 Watt)	Laufen (über 75 Watt)
5 Min. gehen und Gehtechnik	5 Min. laufen und Lauftechnik
(→ s. S. 112)	(→ s. S. 112)
Gymnastik mit Skistöcken	Gymnastik mit herumliegenden Ästen
Übungen wie mit dem Stab (s. S. 167 ff.)	Übungen wie mit dem Stab (s. S. 167 ff.)

AUSDAUER (30–40 MIN.)

Gehen (50–75 Watt)	Laufen (über 75 Watt)
25 Min. zügiges Gehen mit Skistöcken	25 Min. laufen
Pulskontrolle	Pulskontrolle

ABKÜHLEN (10 MIN.)

Gehen (50–75 Watt)	Laufen (über 75 Watt)
Ausgehen	Auslaufen
Dehnübungen	Dehnübungen
Lockerungsübungen	Lockerungsübungen

Im weiteren Verlauf des Trainings können Sie das Ausdauertraining durch Wandern oder Radfahren gezielt auflockern. Auch ein modifiziertes Fahrtspieltraining sorgt für Abwechselung. Dieses Training verbindet die Dauerbelastung (gehen oder laufen) mit gymnastischen Übungen und nutzt dabei die natürlichen Situationen wie breite und schmale Wege, Steigungen, Baumstämme zum Balancieren und Äste für die Gymnastik. Beispiel:

Gehen (50–75 Watt)	Laufen (über 75 Watt)
5 Min. Gehen	5 Min. lockeres Traben
1 Min. Übungen mit Ästen	1 Min. Übungen mit Ästen
5 Min. Gehen mit Armbew.	5 Min. Traben u. Hopserlauf i. Wechsel
1 Min. Balancieren vw./sw. mit Drehung	1 Min. Balancieren vw./sw. mit Drehung
5 Min. zügiges Gehen	5 Min. Traben
1 Min. Bein schwingen und kreisen im Wechsel	1 Min. Bein schwingen und kreisen im Wechsel
5 Min. Gehen	5 Min. lockeres Traben
5 Min. Ausgehen und Lockerungs-übungen	5 Min. Auslaufen und Lockerungs-übungen

Hinweis: Zwischendurch die Pulskontrolle nicht vergessen!

Die Gesamtzeit einer TE beträgt etwa 50–60 Minuten.

Anhang

Literatur

1. Badura, B., Kaufhold, G., Lehmann, H., Pfaff, H., Schott, T. & M. Waltz Leben mit dem Herzinfarkt. Eine sozialepidemiologische Studie. Berlin 1987
2. Berg, A. Grundlagen von gesundheitsorientierter physischer Belastung und körperlicher Adaptionen. In: Bös, K., Brehm, W. (Hg.) Gesundheitssport. Schorndorf 1998, 137–146
3. Bernstein, D. A., Borcovec, T. D. Entspannungstraining. Handbuch der progressiven Muskelentspannung. München 1987
4. Bjarnason-Wehrens, B. Probleme der Belastungsdosierung im Gymnastikprogramm der kardiologischen Rehabilitation. In: Binkowski, H., Huber, G. (Red.) Gymnastik in der Therapie. Waldenburg 1993, 167–183
5. Bopp, A. Dein Herz und dein Kreislauf. Stiftung Warentest. Berlin 1993
6. Borg, G. A. V. Physical performance and perceived exertion. Lund 1962
7. Bös, K., Sportmotorische Testmöglichkeiten in der Herzgruppe. In: Kempf, H. D./Reuß, P. (Hg.) Praxisbuch Herzgruppe. Stuttgart 2000, 67–78
8. Bös, K., Wydra, G. DKV Aktiv-Profil. DKV: Köln 1990
9. Brenner, H., Trappe, M. Angstfrei leben nach dem Herzinfarkt. Reinbek 1999
10. Brusis, O. A., Weber-Falkensammer, H. (Hg.) Handbuch der Herzgruppenbetreuung. Bahlingen 1999
11. Cooper, K. H. It's better to believe. Nelson 1997
12. DGPR (Hg.) Wegweiser. Daten, Informationen und Hilfen zur Gründung einer Herzgruppe. Monheim 1995 (4. Auflage)
13. Donat, K. Körperliche Belastung zur Prävention und Rehabilitation von Herz-Kreislauf-Erkrankungen. In: Krasemann, E. O. (Red.) Die Geschichte der kardiologischen Rehabilitation unter besonderer Berücksichtigung der Bewegungstherapie. Mainz 1993, 48–71

14. Ehlenz, H., Grosser, M. & Zimmermann, E. Krafttraining: Grundlagen, Methoden, Konzepte, Leistungssteuerung, Trainingsprogramme. München 1998

15. Ellrott, T. et al. Fettkontrolle zur dauerhaften Therapie von Übergewicht. In: Ernährungsumschau, 45, Heft 2, 1998, 44–49

16. Feldenkrais, M. Bewußheit durch Bewegung. Frankfurt 1978

17. Fischer, W. D. Zur psychologischen Bedeutung der Bewegungstherapie – Aus der Sicht eines Sportpädagogen. In: Halhuber, M. J., Krasemann, E. O. & F. Mücke (Hg.) Ratgeber zur Betreuung von Herzgruppen. Köln 1989, 153–158

18. Frankenberg, H., Reuß, P. Präventionstraining mit Risikopatienten. Broschüre Teil 1 und 2. Königsfeld 1987

19. Froböse, I., Nellessen, G. Training in der Therapie. Wiesbaden 1998

20. Germonprez, R. Die Auswirkungen eines Kraftausdauertrainings auf das kardiopulmonale System bei Patienten mit koronarer Herzkrankheit. Dissertation, Köln 1998

21. Geue, Bernhard. Das Autogene Training. Mergentheim 1989

22. Gimber, M. Einsatz von Musik, Rhythmus und Tanz in der Rückenschule. Kursunterlagen 1996

23. Halhuber, M. J., Krasemann, E. O. & F. Mücke (Hg.) Ratgeber zur Betreuung von Herzgruppen. Köln 1989

24. Halhuber, M. J. Nach dem Herzinfarkt: Worauf kommt es an? Sonderdruck Nr. 1 aus: Zeitschrift der Deutschen Herzstiftung, Heft 5, 1998

25. Hambrecht, R. et al. Various intensities of leisure time physical activity in patients with coronary artery disease: Effects on cardiorespiratory fitness and progression of coronary artherosclerotic lesions. American College of Cardiology, Vol. 22, No. 2, 1993, 468–477

26. Harre, D. Trainingslehre. Berlin: Sportverlag, 1982

27. Haskell, W. L. Koronare Herzkrankheit. In: Skinner, J. S. (Hg.) Rezepte für Sport und Bewegungstherapie. Köln 1989, 247–270

28. Haskell, W. L. Current guidelines for the use of exercise in the prevention of coronary heart disease: The scientific rationale. Abstract. Deutsche Zeitschrift für Sportmedizin, 50, Sonderheft, 95, 1999

29. Heringer, A. Körperwahrnehmung in der Rückenschule. In: Kempf, H.-D., Heringer, A. (Red.) Kursleitermappe – Ausbildung zum Rückenschulleiter. Wiesbaden 1996

30. Jeschke, D. Ambulante Rehabilitation: Kosten/Nutzen-Relation der Herztherapie. Deutsche Zeitschrift für Sportmedizin, 49 (1), 1998, 17–20

31. Kapustin, P. Pädagogisch-psychologische Gruppenaspekte. In: Brusis, O. A., Weber-Falkensammer, H. (Hg.) Handbuch der Herzgruppenbetreuung. Nürnberg 1992, 191–199

32. Kempf, H.-D. Die Rückenschule. Das ganzheitliches Programm für einen gesunden Rücken. Reinbek 1990, 1995

33. Kempf, H.-D. Trainingsbuch Fitnessball. Reinbek 1997

34. Kempf, H.-D. Jetzt sitzen Sie richtig. Reinbek 1997

35. Kempf, H.-D. Fit am Bildschirm. Reinbek 1998

36. Kempf, H.-D. (Hg.) Rückenschule: Grundlagen, Konzepte und Übungen. München 1999

37. Kempf, H.-D., Heringer, A. (Red.) Kursleitermappe – Ausbildung zum Rückenschulleiter. Wiesbaden 1996

38. Kempf, H.-D., Schmelcher, F. & C. Ziegler Trainingsbuch Thera-Band®. Reinbek 1996

39. Kempf, H.-D., Schmelcher, F. & C. Ziegler Trainingsbuch Rückenschule. Reinbek 1996

40. Kempf, H.-D., Lowis, A. Fit und schön mit dem Thera-Band®. Reinbek 1999

41. Kempf, H.-D., Strack, A. Krafttraining mit dem Thera-Band®. Reinbek 1999

42. Kempf, H.-D., Reuß, P. (Hg.). Praxishandbuch Herzgruppe. Stuttgart 2000

43. Khan, M. G., Marriot, H. J. L. Kursbuch Gesundes Herz. Reinbek 2000

44. Kindermann, W., Rost, R. Hypertonie und Sport. München 1991

45. Lagerström, D. Grundlagen der Sporttherapie bei koronarer Herzkrankheit. Teil 1. Köln 1987

46. Lagerström, D. Grundlagen der Sporttherapie bei koronarer Herzkrankheit. Teil 2. Köln 1989

47. Lagerström, D. Programmaufbau in der ambulanten Herzgruppe. In: Brusis, O. A., Weber-Falkensammer, H. (Hg.) Handbuch der Herzgruppenbetreuung. Nürnberg 1992, 228–234

48. Lagerström, D. Sport mit Herzpatienten. In: Rieder, H., Huber, G. & J. Wehrle (Hg.) Sport mit Sondergruppen. Schorndorf 1996, 265–283

49. Lagerström, D. Trainingsgrundlagen. In: Brusis, O. A., Weber-Falkensammer, H. (Hg.) Handbuch der Herzgruppenbetreuung. Bahlingen 1999, 201–218

50. Langen, D. Autogenes Training für jeden. München 1991

51. Langosch, W. Psychosomatik der koronaren Herzkrankheiten. Weinheim 1989

52. Langosch, W. Zur Bedeutung des körperlichen Trainings von Herzpatienten – aus der Sicht des Psychologen. In: Halhuber, M. J., Krasemann, E. O. & F. Mücke (Hg.) Ratgeber zur Betreuung von Herzgruppen. Köln 1989, 207–214

53. Maurus, P. Herzgruppe: ein therapeutischer Erlebnisraum. München 1998

54. Mensen, H. Das neue ABC des autogenen Trainings. München 1985

55. Meusel, H. Sport für Ältere. Stuttgart 1999

56. Meyer, K., Weidemann, H. Dosierungskriterien für die Bewegungstherapie mit Koronarpatienten. In: Halhuber, M. J., Krasemann, E. O. & F. Mücke (Hg.) Ratgeber zur Betreuung von Herzgruppen, Köln 1989, 138–141

57. Niebauer, J. et al. Attenuated progression of coronary artery disease after 6 years of multifactorial risk intervention. Circulation, Vol.96, No.8, 1997, 2534–2540

58. Nowacki, P. E., Zillikens, A. T. & H. Keller. Langzeitrehabilitation von Herzinfarktpatienten unter besonderer Berücksichtigung der «Drop-out»-Problematik. Abstract. Deutsche Zeitschrift für Sportmedizin, 50, Sonderheft, 89, 1999

59. Ohm, D. Psyche, Verhalten und Gesundheit. Stuttgart 1990

60. Ornish, D. et al. Can lifestyle changes reverse coronary heart disease. Lancet, 336,1990, 129–133

61. Overbeck, G. Krankheit als Anpassung. Der sozio-psychosomatische Zirkel. Frankfurt 1984

62. Paffenbarger, R., Wing, A. & R. Hyde Physical activity as an index of heart risk in college alumni. Am. J. Epidemiol., 108, 161, 1978

63. Reuß, P. Programmaufbau in der ambulanten Herzgruppe. In: Brusis, O. A., Weber-Falkensammer, H. (Hg.) Handbuch der Herzgruppenbetreuung. Nürnberg 1992, 219–227

64. Rieder, H, Huber, G. & J. Wehrle. Sport mit Sondergruppen, Schorndorf 1996

65. Rösch, in Lagerström, D., Völker, K. Sport und Bewegung bei koronarer Herzkrankheit. Köln 1987

66. Roskamm, H., Samek, L. Bewegungstherapie bei Patienten mit koronarer Herzkrankheit. In: Rost, R., Webering, F. (Hg.) Kardiologie im Sport. Köln 1987, 55–64

67. Rost, R. Entwicklung, Chancen und Risiken der ambulanten Herzgruppen in der Bundesrepublik Deutschland. In: Rost, R., Webering, F. (Hg.) Kardiologie im Sport. Köln 1987, 65–77

68. Rost, R. Empfehlungen zur Leitung ambulanter Herzgruppen (AHG). Deutsche Zeitschrift für Sportmedizin, 38, Nr. 8, 1987, 337–346

69. Rost, R. Herz und Sport (2. Aufl.). Erlangen 1990

70. Rost, R. Sport- und Bewegungstherapie bei inneren Erkrankungen. Köln 1991

71. Rost, R. Sport und Gesundheit. Berlin, Heidelberg 1994

72. Rost, R. Herz-Kreislauf-Probleme. In: Bös, K., Brehm, W. (Hg.) Gesundheitssport. Schorndorf 1998, 243–255

73. Rost, R. Kardiale Bewegungstherapie auf neuen Grenzen. Deutsche Zeitschrift für Sportmedizin, 49 (1), 1998, 23–27

74. Rugelius, R. Die psychosoziale Dimension der koronaren Herzkrankheit und die Chancen multiprofessioneller Intervention. Lengerich 1998

75. Schmook, R., Damm, S. & D. Frey. Psychosoziale Faktoren in der Genese und Rehabilitation des Herzinfarkts. In: R. Schwarzer (Hg.) Gesundheitspsychologie. Göttingen 1997, 455–478

76. Schuler, G. et al. Intensives körperliches Training: Ein wichtiges, ergänzendes therapeutisches Prinzip. In: Dt. Ärztebl., 88, 1991, 2473–2477

77. Schuler, G. et al. Regular physical exercise an low-fat diet. Circulation. Vol. 86, No. 1, 1–11, 1992

78. Schulz v. Thun, F. Miteinander reden 1: Störungen und Klärungen. Reinbek 1994

79. Sigrist, S. Soziale Krisen und Gesundheit. Göttingen 1996

80. Teegen, F. Ganzheitliche Gesundheit. Der sanfte Umgang mit uns selbst. Reinbek 1992

81. Teegen, F., Grundmann, A. & A. Röhrs. Sich ändern lernen. Anleitung zu Selbsterfahrung und Verhaltensmodifikation. Reinbek 1989

82. Treutlein, G. Körpererfahrung – Beitrag zu einem erweiterten Sportverständnis. In: Rieder, H, Huber, G. & J. Wehrle. Sport mit Sondergruppen, Schorndorf 1996, 126–142

83. Uexküll, T. v. (Hg.) Psychosomatische Medizin. München 1996

84. Wechsler, J. G. et al. Therapie der Adipositas. In: Deutsches Ärzteblatt, 93, Heft 36, 1996, A-2214–2218

85. Weineck, J. Sportbiologie. Erlangen 1988

86. Wollring, U. Gymnastik im Herz- und Alterssport. Aachen 1997

Abbildungsnachweis

S. 21, 23, 24 Emker, J./Bauer, K.: Herzkranzgefäße. Ein Patientenratgeber. Steinkopf Verlag, Darmstadt 2000

Die Autoren

Frank Hänsel, Dr. rer. nat., Diplompsychologe, Jahrgang 1960, nach dem Studium in Frankfurt/Main und Mainz wissenschaftlicher Mitarbeiter am Psychologischen Institut in Mainz, seit 1989 am Lehrstuhl für Sportpsychologie des Instituts für Sportwissenschaften der Johann Wolfgang Goethe-Universität in Frankfurt am Main tätig. Arbeitsschwerpunkte: Instruktionspsychologie, Psychologisches Training, Selbst- und Körperkonzepte, Gesundheitspsychologie.

Eberhard Frhr. v. Hodenberg, Prof. Dr. med., Jahrgang 1955, Medizinstudium in Nantes (Frankreich), Erlangen und Heidelberg; Stipendiat der Deutschen Forschungsgemeinschaft an der University of California in San Diego. Klinische und wissenschaftliche Ausbildung an der Universitätsklinik Heidelberg. Habilitation 1993. Seit fünf Jahren Chefarzt der Klinik für Innere Medizin/Kardiologie des Herzzentrums Lahr/Baden. Forschungsschwerpunkte auf dem Gebiet der Arteriosklerose und der interventionellen Kardiologie.

Hans-Dieter Kempf, Jahrgang 1960, Studium der Physik und der Sportwissenschaft an der Universität Karlsruhe. 1986 Entwicklung der Karlsruher Rückenschule (www.dierückenschule.de), Gründungs- und Vorstandsmitglied des Forums Gesunder Rücken, maßgebliche Beteiligung am Aufbau und der Weiterentwicklung der Rückenschulbewegung in Deutschland. Seit 1993 selbständig tätig als Trainer, Projektleiter, Berater und Fachautor (u. a. über 20 Buchveröffentlichungen) sowie als Referent und Lehrbeauftragter für zahlreiche Institutionen. Betreuung verschiedener Präventions- und Rehabilitationsgruppen, darunter auch Herzgruppen. Im Rowohlt Taschenbuch Verlag sind bereits von ihm erschienen: Die Rückenschule (Nr. 9793), Rückenschule für Kinder (Nr. 9338), Sitzschule (Nr. 9715), Trainingsbuch Rückenschule (Nr. 9960), Trainingsbuch Thera-Band® (Nr. 9452), Trainingsbuch Fitnessball (Nr. 9464), Jetzt sitzen Sie richtig (Nr. 60373), Fit am Bildschirm (Nr. 19892), Fit und Schön mit dem Thera-Band® (Nr. 19479), Krafttraining mit dem Thera-Band® (Nr. 19484), Rückentraining mit dem Thera-Band® (Nr. 61001). Seine Bücher wurden in mehrere Sprachen übersetzt.

Peter Reuß, Dr. paed., Jahrgang 1935, 1977 Gründung der ersten Karlsruher Herzgruppe (gemeinsam mit Dr. von Frankenberg und Dr. Katz), 1980 Gründung einer Präventionsgruppe für Patienten mit Herz-Kreislauf-Risikofaktoren, deren Kursform die Grundlage für weitere präventive Maßnahmen in Baden-Württemberg bildete. Referent für methodisch-didaktische Fragen der Gruppenbetreuung in der Übungsleiteraus- und Fortbildung, maßgebliche Beteiligung an der Entwicklung eines Präventionskonzeptes der DGPR. Besonderes Interesse: Outdoor-Aktivitäten (Skilanglauf und Bergwandern) für gut belastbare Herzpatienten.

Badminton
von Hans Werner Niesner,
Jürgen H. Ranzmayer
(sport 17042)

Das Basketball-Handbuch
Hg. von Günter Hagedorn,
Dieter Niedlich und Gerhard
J. Schmidt
(sport 19427)

Bodybuilding *Die besten Übungen*
von Berend Breitenstein
(sport 19483)

Einradfahren
von Sebastian Höher
(sport 18654)

Golf-Handbuch *Vom Anfänger zum Könner*
von Alex Hay
(sport 18616)

Handball
von Hans-Dieter Trosse
(sport 17004)

In-Line-Skating Rollerblading
von Joel Rappelfeld
(sport 19433)

Jonglieren
von Adrian Voßkühler
(sport 19434)

Krafttraining mit dem Thera-Band *Die besten Übungen*
von Hans-Dieter Kempf und
Andreas Strack
(sport 19484)

Tanzen *Die wichtigsten Schritte für Anfänger und Wiedereinsteiger*
von Kurt Braunmüller
(sport 19451)

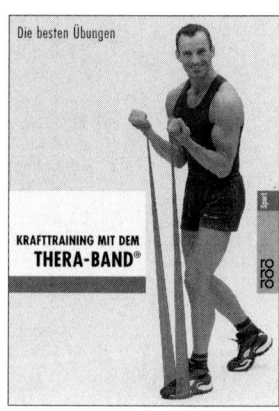

Die besten Übungen

KRAFTTRAINING MIT DEM
THERA-BAND®

Tennis-Funktionsgymnastik *Tischtennis, Badminton, Squash*
von K.-Peter Knebel, Bernd
Herbeck, Susanne Schaffner
(sport 18621)

Volleyball
von Günter Blume
(sport 17011)

Volleyball-Handbuch *Theorie, Methoden, Praxis; Offizielles Lehrbuch des Deutschen Volleyballverbands*
Hg. von Erich Christmann,
Klaus Fago und dem DVV
(sport 17640)

Weitere Informationen in der
Rowohlt Revue, kostenlos im
Buchhandel, und im **Internet:**
www.rororo.de

Die 10-Minuten-Programme
für eine tolle Figur:

**Bodytrainer
Bauch, Taille, Hüfte**
(sport 19407)
von Sabine Letuwnik

**Bodytrainer
Brust und Arme**
(sport 19408)
von Sabine Letuwnik

**Bodytrainer
Po und Beine**
(sport 19409)
von Sabine Letuwnik

Bodytrainer für die Frau ab 50
*Gut aussehen und sich
wohl fühlen*
von Otti Krempel
(sport 19453)

**Der Bodytrainer. Das Programm
für Ihre Wunschfigur**
von Sabine Letuwnik
und Jürgen Freiwald
(sport 19460)

Bodytrainer Schwangerschaft
*Fit für zwei durch Bewe-
gung und Entspannung*
von Marion Appel-Schiefer
(sport 19461)

**Bodytrainer für Männer:
Bauch**
(sport 19438)
von Sabine Letuwnik
und Jürgen Freiwald

**Bodytrainer für Männer:
Fit von Kopf bis Fuß**
(sport 19439)
von Sabine Letuwnik
und Jürgen Freiwald

Bodytrainer Tubing *Der
effektive Weg zu besserer
Fitness und einer guten
Figur*
von Andreas Wnuck
(sport 19493)

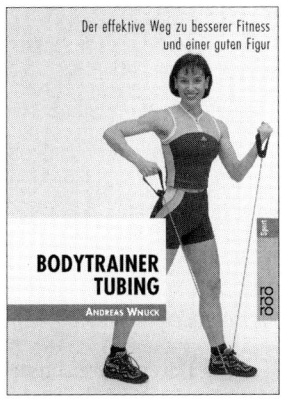

Muskeltraining
*Übungsprogramme mit
Kleingeräten*
von Johannes Mende
(sport 18640)

Power-Bodybuilding
*Erfolgreich, natürlich,
gesund*
von Berend Breitenstein
(sport 19470)

Problemzonen-Gymnastik
*Das Programm für eine
Top-Figur*
von Otti Krempel
(sport 19411)

Trainingsbuch Bauchmuskulatur
von Heinz Helge Fach
(sport 19469)

Weitere Informationen in der
Rowohlt Revue, kostenlos im
Buchhandel, und im **Internet:
www.rororo.de**

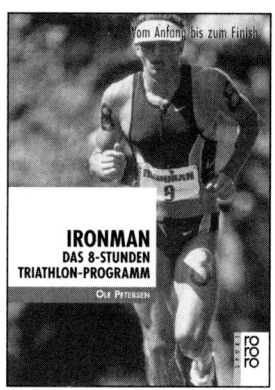